CB046290

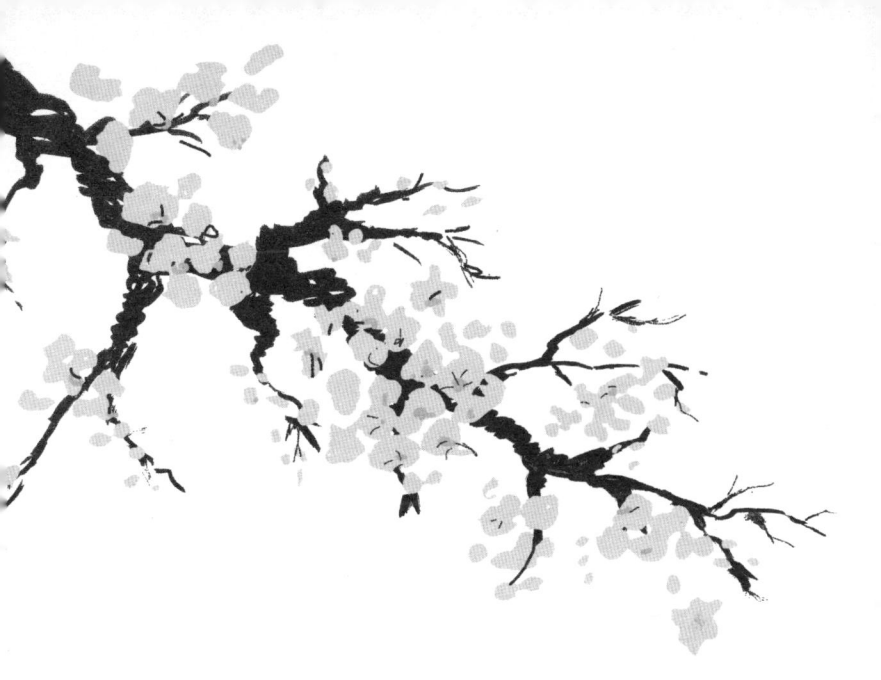

IKIGAI

O segredo japonês para
uma vida longa e feliz

**HÉCTOR GARCÍA e
FRANCESC MIRALLES**

IKIGAI

O segredo japonês para uma vida longa e feliz

Tradução de Elisa Menezes

intrínseca

Copyright © 2016 by Héctor García & Francesc Miralles
Direitos de tradução acordados por Sandra Bruna Agencia Literaria, S.L.
Todos os direitos reservados.

TÍTULO ORIGINAL
Ikigai: Los secretos de Japón para una vida larga y feliz

PREPARAÇÃO
Maria Paula Autran

REVISÃO
Cristiane Pacanowski
Frederico Hartje

PROJETO GRÁFICO E DIAGRAMAÇÃO
Kátia Regina Silva

DESIGN DE CAPA
Roseanne Serra

ADAPTAÇÃO DE CAPA
Henrique Diniz

ILUSTRAÇÃO DE CAPA
© Olga Grlic

ILUSTRAÇÕES
© Marisa Martínez

GRÁFICOS E ILUSTRAÇÃO NA QUARTA CAPA
© Flora Buki

CIP-BRASIL. CATALOGAÇÃO-NA-FONTE
SINDICATO NACIONAL DOS EDITORES DE LIVROS, RJ

G199i
2. ed.

    Garcia, Héctor, 1981-
       Ikigai : o segredo japonês para uma vida longa e feliz / Héctor García, Francesc Miralles ; tradução Elisa Menezes. - 2. ed. - Rio de Janeiro : Intrínseca, 2018.
       208 p. : il. ; 21 cm
.
       Tradução de: Ikigai: los secretos de Japón para una vida larga y feliz
       ISBN 978-85-510-0960-4

       1. Japoneses - Longevidade. 2. Qualidade de vida. 3. Vitalidade. I. Miralles, Francesc, 1968-. II. Menezes, Elisa. III. Título.

24-92581	CDD: 612.68
	CDU: 612.68

Gabriela Faray Ferreira Lopes - Bibliotecária - CRB-7/6643

[2024]
Todos os direitos desta edição reservados à
EDITORA INTRÍNSECA LTDA.
AV. DAS AMÉRICAS, 500, BLOCO 12, SALA 303
22640-904 - BARRA DA TIJUCA
Rio de Janeiro - RJ
Tel./Fax: (21) 3206-7400
www.intrinseca.com.br

*Ao meu irmão Aitor, a pessoa que mais vezes me disse:
"Irmão, não sei o que fazer com a minha vida!"*

Héctor García

A todos os meus amigos do passado, do presente e do futuro por serem meu lar e minha motivação ao longo do caminho.

Francesc Miralles

"Apenas em meio à atividade desejarás viver cem anos."

PROVÉRBIO JAPONÊS

Sumário

UMA PALAVRA MISTERIOSA 12

I. **FILOSOFIA IKIGAI**
   A arte de envelhecer sempre jovem   16

II. **SEGREDOS ANTIENVELHECIMENTO**
   Os fatores cotidianos que contribuem para um caminho longo e prazeroso   26

III. **MESTRES DA LONGEVIDADE**
   Testemunhos dos mais longevos do Oriente e do Ocidente   48

IV. **DA LOGOTERAPIA AO IKIGAI**
   A importância de encontrar um sentido para a existência a fim de viver mais e melhor   66

V. **FLUIR COM CADA TAREFA**
   Como converter o trabalho e o tempo livre em um espaço de crescimento   84

VI. **INSPIRAÇÕES DOS CENTENÁRIOS**
   Tradições e lemas vitais de Ogimi para uma existência longa e feliz   114

VII. **A DIETA IKIGAI**
   O que comem e bebem os mais longevos do mundo   130

VIII. **MOVER-SE DE FORMA SUAVE É VIVER MAIS**
   Exercícios do Oriente que favorecem a saúde e a longevidade   146

IX. **RESILIÊNCIA E WABI-SABI**
   Como enfrentar os problemas e as transformações da vida sem envelhecer por causa do estresse e da ansiedade   172

EPÍLOGO
   Ikigai, uma arte de viver   188

NOTAS   194

SUGESTÕES DE LEITURA   202

UMA PALAVRA MISTERIOSA

A origem deste livro está em uma noite chuvosa em Tóquio, quando nós, os dois autores, nos encontramos em um dos minúsculos bares que proliferam pela cidade.

Havíamos lido obras um do outro, mas ainda não nos conhecíamos pessoalmente, em razão dos dez mil quilômetros que separam Barcelona da capital japonesa. Um amigo em comum nos colocou em contato, e assim se iniciou a amizade que deu origem a este livro e que, como tudo indica, vai durar uma vida inteira.

No encontro seguinte, um ano depois, fomos passear em um parque no centro de Tóquio e começamos a falar das correntes psicológicas ocidentais, mais especificamente da logoterapia, em outras palavras, a terapia do significado da vida.

Comentamos que, nos últimos tempos, o enfoque de Viktor Frankl não estava mais em voga, pelo menos nas consultas, ao contrário de outras escolas de psicologia. No entanto, nós, seres humanos, seguimos buscando um significado para o que fazemos e vivemos. É comum que nos ocorram perguntas como:

Qual é o sentido da minha vida?

Trata-se apenas de somar dias à existência ou tenho uma missão mais elevada no mundo?

Por que existem pessoas que sabem o que querem e vivem de maneira apaixonada, enquanto outras definham na confusão?

Em algum momento da conversa, surgiu a palavra misteriosa: *ikigai*.

Esse conceito japonês, que poderia ser traduzido de forma grosseira como "a felicidade de estar sempre ocupado", está relacionado à logoterapia, mas vai além. E parece ser uma das razões que explicam a extraordinária longevidade dos japoneses, sobretudo na ilha de Okinawa.

Lá, o número de centenários em cada cem mil habitantes é de 24,55, muito superior à média mundial.

Quando se estudam os motivos pelos quais os habitantes dessa ilha ao sul do Japão vivem mais do que em qualquer outro lugar do mundo, acredita-se que, para além da alimentação, da vida simples ao ar livre, do chá verde e do clima subtropical — a temperatura média é parecida com a do Havaí —, um dos segredos é o ikigai que rege suas vidas.

Pesquisando esse conceito, nós nos demos conta de que nunca havia sido publicado nenhum livro, do ponto de vista da psicologia de divulgação ou do crescimento pessoal, que se aprofundasse nessa filosofia para trazê-la ao Ocidente.

Seria o ikigai responsável por haver mais centenários em Okinawa do que em qualquer outro lugar? De que maneira ele os inspira a permanecer ativos até o final de suas vidas?

Qual é o segredo de uma existência longa e feliz?

Enquanto explorávamos esse conceito, descobrimos que em Okinawa existe um povoado específico, em uma área rural de três mil habitantes ao norte da ilha, com o maior índice de longevidade do mundo, razão pela qual recebe o apelido de "a aldeia dos centenários".

Resolvemos observar o terreno dos segredos desses japoneses centenários, uma vez que em Ogimi — esse é o nome do povoado — os anciãos parecem ativos e satisfeitos até o fim de seus dias.

Depois de um ano de pesquisas teóricas, chegamos com gravadores e câmeras a essa aldeia onde, além de se falar uma língua ancestral, pratica-se uma religião animista cujo eixo é um mitológico duende do bosque com cabelos compridos: Bunagaya.

A falta de infraestrutura turística nos obrigou a ficar hospedados em uma casa a vinte quilômetros do povoado. Assim que chegamos, pudemos perceber a extraordinária amabilidade de seus habitantes, que riam e faziam piadas o tempo todo em meio às encostas verdes regadas por água pura.

Ali cresce a maior parte das *shikuwasa* do Japão, as tangerinas de Okinawa às quais se atribui um enorme poder antioxidante.

Seria esse o segredo da longevidade dos habitantes da aldeia? Ou seria a água pura com que fazem o chá da planta chamada moringa?

À medida que entrevistávamos os mais velhos do lugar, percebemos que havia algo muito mais profundo do que o poder desses produtos naturais. O segredo estava na insólita alegria que guia a vida dos nativos por um caminho longo e prazeroso.

Outra vez, o misterioso ikigai.

Mas em que consiste isso? Como se pode adquiri-lo?

Não deixava de nos surpreender que esse remanso de vida quase eterna se encontrasse justamente em Okinawa, onde mais de duzentos mil inocentes perderam a vida na Segunda Guerra Mundial.

Em vez de guardar rancor dos invasores, contudo, os okinawanos recorrem ao *ichariba chode*, uma expressão local que pode ser traduzida como: "Trate a todos como seus irmãos, ainda que seja a primeira vez que os esteja vendo."

É que um dos segredos dos habitantes de Ogimi é a sensação de pertencimento à comunidade. Desde pequenos eles praticam o *yuimaaru*, o trabalho em equipe, que os ensina a ajudar uns aos outros.

Cuidar das amizades, ter uma alimentação leve, descansar de maneira adequada e praticar exercício suave fariam parte da equação de saúde, mas o centro dessa *joie de vivre*, a alegria de viver que os impulsiona a envelhecer e continuar celebrando cada novo dia, está no ikigai pessoal de cada um.

O objetivo deste livro é aproximá-lo dos segredos dos japoneses centenários para uma vida saudável e feliz e oferecer ferramentas para que você descubra o seu ikigai.

Quem encontra seu ikigai carrega consigo tudo o que necessita para uma travessia longa e feliz.

Boa viagem!

Héctor García & Francesc Miralles

I

FILOSOFIA IKIGAI

A arte de envelhecer sempre jovem

QUAL É A SUA RAZÃO DE SER?

Segundo os japoneses, todo mundo possui um ikigai, o que um filósofo francês traduziria como *raison d'être*, razão de ser. Alguns encontraram seu ikigai e têm consciência dele, outros o carregam dentro de si, mas ainda o procuram.

O ikigai está escondido em nós, e é necessária uma investigação paciente para chegar até o mais profundo de nosso ser e encontrá-lo. De acordo com os nativos de Okinawa, a ilha com maior índice de centenários do mundo, o *ikigai é a razão pela qual nos levantamos pela manhã*.

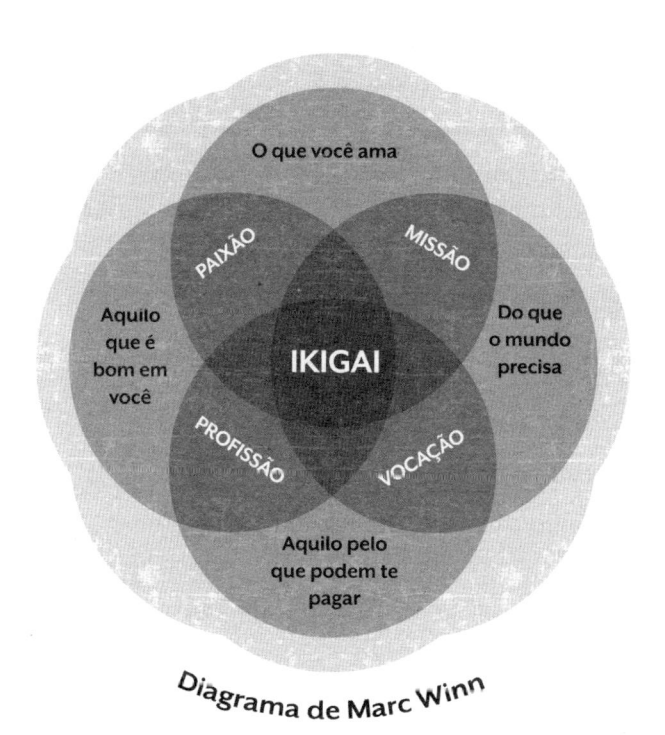

Diagrama de Marc Winn — IKIGAI no centro, interseção de quatro círculos:
- O que você ama
- Aquilo que é bom em você
- Do que o mundo precisa
- Aquilo pelo que podem te pagar

Interseções: PAIXÃO, MISSÃO, VOCAÇÃO, PROFISSÃO

MANTENHA-SE ATIVO, POR FAVOR

Ter um ikigai claro e definido, uma grande paixão, dá satisfação, felicidade e significado à vida. A missão deste livro é ajudá-lo a encontrar seu ikigai, além de descobrir muitos segredos da filosofia japonesa para ter uma saúde física, mental e espiritual duradoura.

Uma das coisas mais surpreendentes de se notar ao viver por algum tempo no Japão é como as pessoas continuam ativas, inclusive depois de se aposentarem. Na verdade, um grande número de japoneses nunca se "aposenta", mas sim segue trabalhando naquilo de que gosta, a menos que a saúde não permita.

Na verdade, não existe na língua japonesa uma palavra que signifique "aposentar-se" no sentido de "retirar-se para sempre", como temos no Ocidente. Tal como afirma Jan Buettner, jornalista da *National Geographic* que conhece bem o país nipônico, "ter um propósito é tão importante nessa cultura que eles não têm nosso conceito de aposentadoria".

A ILHA DA (QUASE) JUVENTUDE ETERNA

Alguns estudos sobre a longevidade sugerem que ter uma vida em comunidade e um ikigai claro é tão ou mais importante do que a saudável dieta japonesa. O conceito que vamos explorar está especialmente enraizado em Okinawa, uma das chamadas "zonas azuis", onde vivem as pessoas mais longevas do mundo.

Essa ilha tem o maior índice do planeta de pessoas com mais de cem anos por cem mil habitantes. As pesquisas médicas que estão sendo desenvolvidas lá proporcionaram muitos dados interessantes a respeito das características desses seres humanos extraordinários:

- Além de viverem muito mais que o restante da população mundial, é menor o seu histórico de doenças crônicas como câncer ou patologias cardíacas; enfermidades inflamatórias também são menos comuns.
- Há um grande número de centenários com um nível de vitalidade invejável e um estado de saúde que seria impensável para anciãos de outras localidades.
- Seu sangue apresenta um nível mais baixo de radicais livres, que são os responsáveis pelo envelhecimento celular, graças à cultura do chá e ao costume de se alimentar apenas até saciar 80% do estômago.
- A menopausa é muito mais suave e, de maneira geral, homens e mulheres mantêm um nível elevado de hormônios sexuais até idades muito avançadas.
- O índice de casos de demência é notavelmente mais baixo do que a média da população mundial.

Ao longo do livro, daremos atenção a cada um desses aspectos, mas os pesquisadores ressaltam que um importante responsável pela saúde e longevidade dos habitantes de Okinawa é sua atitude "ikigai" diante da vida, que os faz buscar um sentido profundo em cada dia.

CARACTERES DO IKIGAI

Ikigai se escreve 生き甲斐, onde 生き significa "vida" e 甲斐 significa "valer a pena". Pode-se decompor 甲斐 em

甲, que significa "armadura", "número um", "ser o primeiro a ir (à frente de uma batalha, tomando a iniciativa e a liderança)", e 斐, que significa "elegante", "belo".

AS CINCO ZONAS AZUIS

Assim são denominadas pelos cientistas e demógrafos as regiões em que há muitos casos de longevidade. A primeira dessas cinco zonas é Okinawa, no Japão, onde sobretudo as mulheres têm a existência mais longa — e sem doenças — do mundo.

As cinco regiões identificadas e analisadas por Buettner em um de seus livros sobre as zonas azuis são:

1. *Okinawa, Japão* (sobretudo, o norte da ilha). A dieta da região inclui muitas verduras e tofu. Seus habitantes comem em pratos pequenos. Em sua expectativa de vida, além da filosofia ikigai, é importante o conceito de "moai" (grupo de amigos muito próximos), que veremos a seguir.
2. *Sardenha, Itália* (especificamente as províncias de Nuoro e Ogliastra). Seus habitantes consomem muitas verduras e vinho. Trata-se de comunidades muito unidas, o que exerce grande influência na longevidade.
3. *Loma Linda, Califórnia*. Os pesquisadores estudaram um grupo de adventistas do sétimo dia que estão entre os mais longevos dos Estados Unidos.
4. *Península de Nicoya, Costa Rica*. Muitos nativos passam dos noventa anos com uma vitalidade admirável. Grande parte dos anciãos se levanta às 5h30, sem grandes dificuldades, para trabalhar no campo.

5. *Icária, Grécia.* Um em cada três habitantes dessa ilha próxima à costa turca tem mais de noventa anos, o que lhe valeu o apelido de "a ilha da longevidade". (Para se ter uma ideia, segundo dados de 2016 do IBGE, os nonagenários não chegavam a 0,5% da população brasileira.) Ao que parece, o segredo dos nativos remonta a um estilo de vida existente desde o ano 500 a.C.

Analisaremos alguns dos fatores comuns que parecem ser o segredo da longevidade dessas zonas, em especial Okinawa e sua "aldeia dos centenários", que ocuparam parte significativa de nosso estudo. Antes, porém, é interessante destacar que três dessas zonas são compostas por populações insulares que dispõem de menos recursos e precisam se ajudar.

A obrigação de ajudar uns aos outros constitui para muitas pessoas um ikigai poderoso o suficiente para continuar vivendo.

Segundo os cientistas que compararam a vida nas cinco zonas azuis, os segredos para uma vida longa são a dieta, o exercício, ter um propósito (um ikigai) e boas ligações sociais, ou seja, muitos amigos e boas relações na família.

Essas comunidades administram bem o seu tempo para reduzir o estresse, comem pouca carne e alimentos processados e ingerem álcool com moderação.[1]

Os exercícios praticados por seus integrantes não são extremos, mas eles se movimentam todos os dias para passear ou ir à horta. Os habitantes das zonas azuis preferem caminhar a usar um carro. Em todas elas, é muito comum a prática da jardinagem, que requer movimento físico diário, mas de baixa intensidade.

O SEGREDO DOS 80%

Um dos provérbios mais populares em Okinawa é *Hara hachibu*, que significa algo como "A barriga a 80%" e é dito antes e depois das refeições. A sabedoria ancestral recomenda não comer até ficar cheio. Por isso, em vez de se saciarem, obrigando o corpo a se desgastar e acelerando a oxidação celular com uma longa digestão, os nativos param de comer quando sentem que seu estômago está 80% cheio.

Talvez algo tão simples assim seja um dos segredos da longa vida dos okinawanos.

A dieta deles é rica em tofu, batata-doce, peixe (três vezes por semana) e muitas verduras (trezentos gramas por dia). No capítulo dedicado à alimentação, veremos quais produtos estão incluídos nessa lista de alimentos saudáveis e antioxidantes.

A forma como a comida é servida também é importante. Ao dividi-la em vários pratos pequenos, os japoneses tendem a comer menos. Por isso, os ocidentais que vivem no Japão também costumam perder peso e manter o corpo esbelto.

Estudos recentes de nutricionistas revelaram que o consumo diário dos okinawanos é de cerca de 1.800/1.900 calorias e que seu índice de massa corporal oscila entre dezoito e 22, enquanto nos Estados Unidos a média é de 26/27.

MOAI: LAÇOS PARA UMA VIDA LONGA

Esta é uma tradição de Okinawa — e também de Kagoshima — para formar laços fortes nas comunidades locais. O moai é um grupo informal de pessoas com interesses comuns que se ajudam. Para muitos, o serviço comunitário se converte em um de seus ikigais.

A origem dos moais vem de tempos difíceis, quando os agricultores se reuniam para trocar informação sobre as melhores formas de cultivar, assim como para ajudar uns aos outros nos anos em que a colheita não havia sido boa.

Os membros de um moai têm que pagar uma quantia mensal preestabelecida. Esse pagamento lhes permite participar de reuniões, jantares, partidas de *go* (um jogo de tabuleiro de origem chinesa), de *shogi* (o xadrez japonês) ou desfrutar de qualquer que seja o hobby comum do grupo.

O dinheiro de todos é usado nas atividades e, caso se acumule muito, um membro (há um rodízio) recebe determinada quantia. Por exemplo, quem paga 5 mil ienes por mês, ao final de dois anos recebe 50 mil ienes (é uma forma de poupar com a ajuda dos outros). Depois de dois anos e um mês, outro amigo do mesmo moai receberá o mesmo.

Estar em um moai ajuda a manter a estabilidade emocional e também a financeira. Se algum integrante está com dificuldades financeiras, seu "pagamento" pode ser adiantado. As regras específicas da contabilidade de cada moai variam de acordo com o grupo e suas possibilidades econômicas.

A contabilidade é registrada em um caderno chamado *moaicho*.

Os sentimentos de pertencimento e de ajuda mútua dão segurança ao indivíduo e contribuem para o aumento de sua expectativa de vida.

Depois dessa breve introdução aos temas de que trataremos no livro, vamos examinar algumas das causas do envelhecimento prematuro no mundo moderno para, em seguida, abordar os diferentes fatores relacionados ao ikigai.

II

SEGREDOS ANTIENVELHECIMENTO

Os fatores cotidianos que contribuem para um caminho longo e prazeroso

A VELOCIDADE DE ESCAPE DA LONGEVIDADE

Há mais de um século temos conseguido adicionar uma média de 0,3 ano de vida a cada ano que passa. O que aconteceria se tivéssemos tecnologia o suficiente para adicionar um ano de expectativa de vida para cada ano vivido? Em teoria, conseguiríamos ser biologicamente imortais, uma vez que teríamos atingido a "velocidade de escape da longevidade".

O COELHO E A VELOCIDADE DE ESCAPE

Imagine uma placa em uma estrada, com um número que representa a idade com que você vai morrer. A cada ano que passa, você se aproxima da placa. Quando a alcança, você morre.

Agora imagine que há um coelho segurando a placa e se afastando de você. A cada ano de vida seu, o coelho caminha meio ano. Depois de um tempo, você finalmente alcança o coelho e morre.

Mas se, em vez de meio ano, o coelho caminhasse um ano? Você nunca o alcançaria, logo não morreria.

A velocidade do coelho é a tecnologia. Quanto maiores os avanços na tecnologia e nos conhecimentos científicos, mais rápido o coelho caminha. A velocidade de escape da longevidade é o momento em que o coelho consegue caminhar em um ritmo maior que um ano para cada ano de vida seu, e então você se torna imortal.

Futurologistas como Ray Kurzweil ou Aubrey de Grey são otimistas e afirmam que, em questão de décadas, alcançaremos a velocidade de escape. Outros cientistas são menos positivos e preveem que alcançaremos um teto impossível de superar, uma idade máxima que não poderemos vencer, por mais avanços tecnológicos que façamos.

A biologia atual, por exemplo, garante que a capacidade de regeneração de nossas células dificilmente tem como ultrapassar os 120 anos.

MENTE ATIVA, CORPO JOVEM

Há muita sabedoria no clássico lema *mens sana in corpore sano*: é um lembrete de que tanto a mente quanto o corpo são importantes e que a saúde de um está relacionada à do outro. Já foi comprovado que entre os fatores essenciais para se manter jovem está ter uma mente ativa, flexível e capaz de continuar aprendendo.

Uma mente jovem impulsiona o indivíduo a buscar um estilo de vida saudável que retardará o envelhecimento.

Assim como a falta de exercício físico deteriora o corpo e afeta a disposição, a falta de exercício mental também repercute de forma negativa no indivíduo, provocando a perda de neurônios e conexões neurais e, em consequência, a diminuição da capacidade reativa.

Por isso a ginástica para o cérebro é tão importante. Pioneiro na defesa do exercício mental, o neurocientista Shlomo Breznitz defende que o cérebro necessita de muitos estímulos para se manter em forma:

"Existe uma contradição entre o que é bom para alguém e o que lhe apetece fazer. Porque as pessoas, sobretudo as mais velhas, gostam de fazer as coisas que sempre fizeram. O problema é que, quando o cérebro desenvolve rotinas muito rígidas, não precisa mais pensar. Tudo é feito automaticamente, com muita rapidez e eficiência, inclusive de forma mais rentável. Dessa maneira, existe uma tendência a nos apegarmos às rotinas, e a única forma de sair delas é confrontando o cérebro com informação nova",[1] afirmou em uma entrevista no programa *Redes*, de Eduard Punset.

Dessa forma, quando uma informação nova é introduzida, o cérebro cria novas conexões e se revitaliza. Por isso é importante se expor às mudanças, mesmo que, ao sair da zona de conforto, o nível de ansiedade aumente.

Os efeitos do treinamento mental foram comprovados cientificamente. Breznitz os considera benéficos em vários níveis: "Uma pessoa começa a treinar o cérebro diante de uma tarefa enfrentada pela primeira vez. E parece muito difícil, mas, como ela está aprendendo, o treinamento funciona. Na segunda vez, percebe que é mais fácil, e não mais difícil, porque a faz cada vez melhor. O efeito que isso tem sobre o estado de espírito da pessoa é fantástico. Por si só é uma transformação que não apenas afeta os resultados obtidos, mas também a percepção que ela tem de si mesma."

O "treinamento mental" de Breznitz pode parecer um pouco sofisticado, mas a simples interação social com outros idosos, por exemplo, por meio de jogos, evita a depressão causada pela solidão e proporciona novos estímulos.

A partir dos vinte anos, os neurônios começam a envelhecer, mas esse processo é retardado com trabalho intelectual, curiosidade e vontade de aprender. Enfrentar situações novas, assimilar algo diferente todo dia, brincar e socializar com outras pessoas parece ser vital para o antienvelhecimento mental. Quanto mais positiva for nossa atitude nesse sentido, maiores serão os benefícios para a nossa mente.

O ESTRESSE:
SUPOSTO ASSASSINO DA LONGEVIDADE

Muitas pessoas parecem mais velhas do que são. Estudos comprovaram que o estresse está fortemente relacionado a esse envelhecimento prematuro, pois em períodos de crise o corpo se desgasta muito mais. Depois de pesquisar esse processo degenerativo, o Instituto Americano de Estresse chegou à conclusão que *a maioria dos problemas de saúde é causada pelo estresse*.

Nesse sentido, o Hospital Universitário de Heidelberg, na Alemanha, realizou um estudo no qual submeteu um jovem médico a uma entrevista de emprego, uma situação sempre estressante, tornada ainda mais tensa por conta das questões matemáticas complicadas feitas a ele durante meia hora.

Depois, coletaram uma amostra de sangue do médico e analisaram seus componentes. O que descobriram foi que os anticorpos haviam reagido ao estresse da mesma forma que fazem diante dos agentes patógenos, ou seja, ativando as proteínas que dão início à resposta imunológica. O problema é que, além de neutralizar os agentes nocivos, eles também danificam as células saudáveis, causando seu envelhecimento precoce.

Seguindo essa mesma linha de pesquisa, em 2004 a Universidade da Califórnia realizou um estudo em que recolheu dados e amostras de 39 mulheres submetidas a um alto nível de estresse em razão das doenças de seus filhos. Em seguida, os resultados foram comparados aos de mulheres com perfil parecido, mas que tinham filhos saudáveis e níveis baixos de estresse.

Graças a essas amostras, comprovou-se que o estresse potencializa o envelhecimento celular porque altera os telômeros das células. Diante dessas situações difíceis, os telômeros se enfraquecem, afetando, por sua vez, a renovação celular, da qual participam de forma ativa.

O estudo demonstrou que, quanto maior o estresse, maior é o efeito degenerativo produzido nessas células.

COMO FUNCIONA O ESTRESSE?

Hoje em dia, muitas pessoas vivem em um ritmo acelerado e em condições quase ininterruptas de competitividade. Nesse contexto, o estresse é uma resposta natural à informação que o corpo recebe como potencialmente perigosa ou difícil.

A *priori*, essa é uma reação útil para o organismo, já que nos permite sobreviver em ambientes hostis. O ser humano, durante sua evolução, utilizou esse reflexo para enfrentar as dificuldades e fugir dos predadores.

A mensagem de alerta faz com que os neurônios ativem a hipófise, que produz o hormônio liberador de corticotrofina, distribuída pelo corpo por meio do sistema simpático. Em seguida, a glândula suprarrenal é ativada, liberando adrenalina e cortisol. A adrenalina aumenta as frequências respiratória e cardíaca e prepara os músculos para entrar em ação. Dessa forma, o corpo fica pronto para reagir com rapidez diante de um suposto perigo.

Por outro lado, o cortisol aumenta a liberação de glicose no sangue e de dopamina, que depois "recarrega nossas energias" para enfrentarmos um desafio.

HOMEM DAS CAVERNAS	HOMEM DA ATUALIDADE
Estava quase sempre relaxado.	Está quase sempre trabalhando e atento a qualquer ameaça.
Era submetido ao estresse apenas em momentos muito específicos.	Fica 24 horas conectado e verificando mensagens no celular.
As ameaças eram reais: um predador podia acabar com sua vida a qualquer momento.	O cérebro associa a vibração do celular ou um e-mail novo a uma ameaça de um predador.
As altas doses de cortisol e adrenalina em momentos de ameaça serviam para manter o corpo saudável.	Baixas doses de cortisol são liberadas no seu corpo de forma contínua.

Em um nível razoável, esses processos são benéficos, uma vez que nos ajudam a superar os desafios do dia a dia. No entanto, o estresse a que o ser humano está submetido na atualidade é claramente prejudicial.

Ao longo do tempo, o estresse prolongado é degenerativo, já que manter um estado de alerta afeta os neurônios associados à memória e inibe a liberação de certos hormônios cuja carência pode provocar depressão. Por outro lado, pode acarretar como efeito colateral irritação, insônia e ansiedade, além do aumento da pressão arterial.

É por isso que, apesar de os desafios serem positivos para o corpo e para a mente, mantendo-os ativos, o estresse contínuo e excessivo deve ser moderado para evitar o envelhecimento prematuro do nosso corpo.

REMÉDIOS JAPONESES
PARA MITIGAR O ESTRESSE

- Tomar um banho demorado, escutando música enquanto relaxa. Há sais de banho que promovem o relaxamento muscular.
- Manter a mesa de trabalho, a casa, o quarto e tudo ao redor limpo e organizado. Se perceber que está estressado, talvez o primeiro passo seja pôr seu entorno em ordem.
- Fazer exercício, alongamentos e respirações profundas.
- Manter uma alimentação balanceada.
- Fazer massagem na cabeça, pressionando-a com os dedos.
- Praticar qualquer tipo de meditação. Recomenda-se ir a um templo, porque é mais provável que uma pessoa continue meditando durante longos períodos de tempo em grupo do que sozinha.

REDUZIR O ESTRESSE À CONSCIÊNCIA

Seja real ou não a ameaça que nossa mente sente, não é difícil identificar o estresse, já que, além de causar ansiedade, ele é altamente psicossomático e altera desde o sistema digestivo até a pele.

É importante previni-lo para evitar seus danos. Para tanto, muitos especialistas recomendam a prática da atenção plena (*mindfulness*).

Segundo esse programa de redução do estresse, é preciso, sobretudo, cuidar do nosso próprio eu: *estarmos atentos às respostas do nosso corpo, ainda que sejam cotidianas, para sermos conscientes delas*. Dessa forma, nós nos conectamos com o agora e reduzimos os pensamentos descontrolados.

"É preciso aprender a desligar o piloto automático que nos manipula, que nos põe em um círculo vicioso. Todos nós conhecemos alguém que come um ou dois salgados enquanto olha o telefone ou lê algum documento. Quando lhe perguntam se o recheio tinha ou não cebola, a pessoa não sabe responder", afirmou em uma entrevista Roberto Alcíbar, que, depois de sofrer um grave quadro de estresse em decorrência de uma doença, abandonou sua vida frenética para se tornar professor de *mindfulness*.

Uma das maneiras de atingir esse estado é por meio da meditação, que pode ajudar a filtrar a entrada de informação externa no corpo. O *mindfulness* também pode ser alcançado por meio de exercícios de respiração, da ioga e do conhecimento do corpo.

Em uma entrevista, o autor do livro *Con rumbo propio, disfruta de la vida sin estrés* [Com rumo próprio, aproveite a vida sem estresse], Andrés Martín, incentivou o uso da atenção plena nas seguintes situações:

- Ao despertar até o momento de se levantar da cama.
- Ao se preparar para sair de casa.
- Ao se deslocar de um lugar para outro, seja caminhando, seja em um meio de transporte.
- Durante os períodos de espera.
- Entre duas tarefas diferentes.
- Ao beber ou comer alguma coisa.
- Ao praticar exercícios físicos.
- Ao fazer tarefas de casa cotidianas.
- Ao descansar e ao se deitar.

Conseguir isso requer um treinamento gradual, mas, com a prática, a atenção plena é ativada, abrandando o estresse e, portanto, prolongando a vida.

O ESTRESSE LEVE, BOM PARA A SAÚDE

Assim como o estresse contínuo e excessivo é um reconhecido inimigo da longevidade e da saúde, tanto física quanto mental, níveis baixos de estresse demonstraram ser benéficos para o indivíduo.

O professor Howard Friedman, da Universidade da Califórnia, comprovou esse lado positivo do estresse controlado. Depois de observar a evolução das pessoas pesquisadas ao longo de mais de vinte anos, ele chegou à conclusão de que aquelas com um baixo nível de estresse, que se comprometiam com desafios e trabalhavam com mais afinco para obter êxito, viviam mais do que as que escolhiam um estilo de vida mais aprazível e com uma aposentadoria mais precoce.

Então, Friedman chegou à conclusão de que em pequenas doses o estresse é positivo, já que "as pessoas que vivem com um nível leve de estresse procuram ter hábitos mais saudáveis, fumam menos e consomem menos álcool", assegurou o pesquisador ao fim do seu estudo.[2]

Dessa forma, não é de se estranhar que muitas das pessoas supercentenárias que conheceremos neste livro falem de vidas intensas durante as quais trabalharam até se tornarem anciãs.

O SEDENTARISMO, INIMIGO DA JUVENTUDE

O crescente sedentarismo do ser humano, sobretudo no mundo ocidental, vem potencializando o surgimento de diversas doenças, como a hipertensão e a obesidade, que afetam a longevidade.

O estilo de vida do sedentário consiste em fazer pouquíssimo exercício físico, não apenas no âmbito esportivo, mas também em suas rotinas.

Ficar muito tempo sentado, no trabalho ou em casa, não apenas reduz o tônus muscular e a capacidade respiratória, mas também provoca o aumento do apetite e a diminuição da vontade de realizar atividades motivadoras.

Por isso, o sedentarismo pode favorecer o surgimento de hipertensão, distúrbios alimentares, doenças cardiovasculares, osteoporose e até determinados tipos de câncer.

Corroborando esses dados, estudos recentes descobriram uma relação entre o sedentarismo e a má formação progressiva dos telômeros das células imunológicas, o que provocaria maior envelhecimento celular e, portanto, do organismo.

Além disso, esse é um problema presente em todas as etapas da vida, não apenas na fase adulta. As crianças sedentárias têm uma alta taxa de obesidade, com os respectivos problemas e riscos médicos que isso acarreta. Por esse motivo, é importante seguir uma vida ativa e saudável desde cedo.

Lutar contra o sedentarismo é fácil: são necessários apenas algumas mudanças de hábitos e um pouco de força de vontade. Ter um estilo de vida mais ativo, que nos fará sentir melhor por dentro e por fora, está ao alcance de todos, basta acrescentarmos alguns poucos costumes à nossa vida diária:

- *Ir ao trabalho caminhando ou caminhar por prazer*, ao menos vinte minutos por dia.
- *Andar em vez de usar o elevador ou as escadas rolantes* favorece, entre outras coisas, a postura corporal, os músculos e o sistema respiratório.
- *Participar de atividades de lazer ou sociais* para evitar passar tempo demais diante da televisão.
- *Trocar biscoitos por frutas*, aliviando a vontade de petiscar e ingerindo nutrientes benéficos ao organismo.
- *Dormir apenas o necessário*. De sete a nove horas por dia está bom, mas um tempo superior nos fará mergulhar em letargia.
- *Brincar com crianças, com animais de estimação ou praticar alguma atividade esportiva* não apenas tonifica o corpo, mas também ativa a mente e favorece a autoestima.

- *Estar atento ao nosso dia a dia* para detectar as rotinas nocivas e substituí-las por outras mais positivas.

Realizando essas pequenas mudanças, ajudaremos a rejuvenescer o corpo e a mente, elevando nossa expectativa de vida.

A VELHICE SE REFLETE NA PELE

Ainda que o envelhecimento aconteça tanto por fora quanto por dentro, física e mentalmente, um dos principais fatores que denunciam a idade é a pele. Ela recobre o corpo e se flexiona para produzir expressões faciais, ganha cores e texturas diferentes em função dos processos sistêmicos do corpo.

Envelhecer é um processo natural e inevitável, inerente ao ser humano. Mas é possível atenuar seus sintomas, retardá-los e até rejuvenescer.

Para conseguir influir em nosso processo de envelhecimento, é importante saber como ele ocorre e por quê.

A pele se renova de maneira constante, substituindo as células mais antigas por outras mais jovens. A partir dos 25 anos, esse processo de renovação se retarda e se torna mais vulnerável a fatores ambientais. Na maturidade, os sinais de envelhecimento se manifestam na pele. As linhas se acentuam e as manchas aparecem.

No entanto, nem todos passam por esse processo no mesmo ritmo, e as causas dessa diferença são tanto genéticas quanto ambientais.

CUIDADOS COM A PELE

No Japão, é comum ver pessoas caminhando com guarda-sóis durante o verão e até mesmo usando luvas para não tomar sol nas mãos. As japonesas são muito conscientes da importância de não deixar que os raios ultravioleta envelheçam sua pele. Talvez por isso a World Cancer Research Fund tenha assinalado o Japão como um dos países com menor incidência de câncer de pele do mundo.

O sol é a principal causa do envelhecimento prematuro porque faz com que os melanócitos — as células que produzem melanina — acelerem a produção de pigmento, além de fragmentar a derme e aumentar o surgimento de marcas de expressão e rugas. Além disso, a luz ultravioleta pode danificar as células e provocar câncer de pele.

Alguns conselhos para prolongar a juventude da pele:

1. Usar protetor solar no verão e sempre que ficar exposto por mais de uma hora ao sol.
2. Beber dois litros de água por dia para que a pele seja hidratada de modo adequado.
3. Evitar alimentos muito salgados ou apimentados, pois costumam ressecar a pele.
4. Não franzir o cenho com frequência, aproximando as sobrancelhas ou enrugando o nariz. Quem está sempre aborrecido paga o preço de envelhecer mais cedo também por fora.
5. Lavar a pele com água limpa, sobretudo antes de se deitar.
6. Dormir por horas suficientes.

O SEGREDO MAIS BEM-GUARDADO DAS MODELOS

A maioria das modelos afirma dormir de nove a dez horas antes dos desfiles. Isso faz com que a pele pareça mais lisa e sem rugas, além de apresentar um tom vital mais brilhante e saudável.

A medicina provou que dormir bem é um fator *antienvelhecimento* definitivo. Entre outras coisas, isso se deve ao fato de que, ao dormir, produzimos melatonina, hormônio encontrado de forma natural no organismo. Ele é produzido pela glândula pineal a partir da serotonina, influenciada pelos ciclos diurnos e noturnos, e participa da regulação dos ciclos sono-vigília.

Esse hormônio contribui para prolongar a vida graças a seu alto poder antioxidante, além de apresentar os seguintes benefícios:

- Melhora o sistema imunológico.
- Protege contra o câncer.
- Favorece a produção natural de insulina.
- Retarda o aparecimento do Alzheimer.
- Previne a osteoporose.
- Combate os problemas cardiovasculares.

Por todos esses motivos, a melatonina é um grande aliado para prolongar a juventude.

No entanto, deve-se ressaltar que sua produção diminui a partir dos trinta anos, o que pode ser compensado com as seguintes medidas:

- Comer de maneira equilibrada e aumentar a ingestão de cálcio.
- Expor-se ao sol todos os dias de forma controlada.
- Dormir uma quantidade suficiente de horas.
- Evitar o estresse, o álcool, o cigarro e a cafeína, que dificultam o sono saudável, privando-nos da serotonina necessária.

Os especialistas pesquisam se a produção artificial de serotonina pode ajudar a retardar o envelhecimento, o que confirmaria que o segredo da longevidade está em nosso próprio corpo.

CONSELHOS PARA DORMIR BEM DA ASSOCIAÇÃO JAPONESA PARA A SAÚDE DOS NERVOS

- Não faça atividades estimulantes. Não assista à televisão, não use o computador, nem utilize nenhum dispositivo com tela três horas antes de dormir.
- Não tome cafeína pelo menos dez horas antes de ir dormir.
- Jante ao menos três horas antes de se deitar e não coma nada depois do jantar.
- Crie uma rotina que leve você a adormecer de forma natural. Por exemplo, tome um banho quente e depois vá direto para a cama. Tomar um banho de ofurô é uma das tradições japonesas que se mantém viva desde a Antiguidade e não se perdeu com a Modernidade. A temperatura da água de um ofurô costuma oscilar entre quarenta e 44 graus. Muitos japoneses usam sais de banho na banheira.

- Ao sair do ofurô, reserve alguns minutos para fazer alongamentos.
- Reduza a intensidade da iluminação do cômodo no qual passará as três horas antes de dormir.
- Agradeça pelo dia que acabou de viver antes de se deitar.
- Se ainda assim tiver dificuldade para dormir na cama, respire profundamente, contando cada inspiração e expiração até chegar a cem.

ATITUDES PESSOAIS CONTRA O ENVELHECIMENTO

A mente tem um poder decisivo sobre o corpo e seu ritmo de envelhecimento. Tanto é que a maioria dos médicos concorda que o segredo da juventude do corpo está em manter uma mente jovem e ativa, como os centenários japoneses, e também uma atitude de desafio diante das dificuldades que podemos encontrar durante a vida.

Um estudo realizado pela Universidade de Yeshiva, nos Estados Unidos, determinou que as pessoas longevas compartilham duas atitudes vitais comuns e determinantes: o *positivismo* e uma elevada *expressividade emocional*. Logo, aqueles que aceitam os desafios com boa atitude e são capazes de administrar suas emoções já ganharam boa parte da passagem para a longevidade.

Uma *atitude estoica* — a serenidade diante das dificuldades — também potencializa o prolongamento da juventude, já que reduz os níveis de ansiedade e de estresse e equilibra o comportamento. Isso se reflete em índices elevados de expectativa de vida em algumas culturas com estilo de vida organizado e pausado.

Outra atitude antienvelhecimento é fugir do *hedonismo* e da satisfação instantânea dos caprichos e das ânsias. Ceder às tentações, em especial as alimentares, leva a uma má nutrição, que debilita o organismo.

Outro traço muito comum entre as pessoas longevas é uma dieta saudável e comedida, como veremos ao retornarmos a Okinawa, e a renúncia às substâncias nocivas ao organismo.

As pessoas que se mantêm ativas física e mentalmente durante a idade madura costumam conquistar uma velhice mais suave e prazerosa, com o organismo mais preparado para lutar contra mal-estares e doenças.

Por isso, quando falamos de pessoas centenárias ou supercentenárias — as que têm 110 anos ou mais —, não é raro encontrarmos um perfil comum: homens e mulheres que tiveram uma vida plena, árdua em muitas ocasiões, mas que souberam enfrentá-la com atitude positiva e sem se deixarem vencer pelos obstáculos.

Alexander Imich, que chegou a ser o homem mais velho do mundo com 111 anos, tinha certeza de que contava com bons genes, mas sabia que outras coisas eram essenciais para viver por muito tempo: "O tipo de vida que uma pessoa leva é tão ou mais importante para a longevidade", afirmou em uma entrevista depois de entrar para o *Guinness World Records* de 2014.

UM POEMA
PARA VIVER MUITO

O professor Roberto Abadie Soriano dedicou sua vida a lecionar para crianças e escrever os livros de leitura oficiais do

Uruguai. Aos 92 anos, quando vivia no Sanatório Impasa de Montevidéu, no Uruguai, elaborou um poema que resumia os segredos para uma vida longa.

O doutor Jorge de Paula, que tratou do professor durante sua estadia no hospital, publicou o poema algum tempo depois:

> *Vida saudável e organizada*
> *A comida, moderada*
> *Não abusar dos remédios*
> *Tentar de todas as formas*
> *Não se alterar por nada*
> *Exercício e diversão*
> *Não ter nunca apreensão*
> *Pouco confinamento,*
> *muitos relacionamentos*
> *E contínua ocupação.*

Aprendendo esse poema e aplicando-o ao nosso dia a dia, poderemos nos tornar uma dessas pessoas que desfrutam de uma vida longa e plena.

III

MESTRES DA LONGEVIDADE

Testemunhos dos mais longevos do Oriente
e do Ocidente

Quando iniciamos o projeto deste livro, além de pesquisar todos os aspectos que contribuem para uma vida longa e feliz, ficamos muito interessados no testemunho dos verdadeiros mestres dessa arte.

Os resultados das entrevistas que fizemos pessoalmente em Okinawa mereceram um capítulo à parte, porém, nesta seção prévia, quisemos relatar a filosofia de vida dos campeões da longevidade. Estamos falando dos *supercentenários*.

Não são super-heróis, mas poderiam ser considerados assim por conseguirem permanecer vivos por muito mais tempo no mundo do que a expectativa de idade média das outras pessoas. É que os supercentenários são aqueles que superaram os 110 anos.

Esse termo foi cunhado na década de 1970 pelo editor do *Guinness World Records*, Norris McWhirter. Seu uso foi normatizado nos anos 1990, depois de ele ser empregado no livro *Generations: The History of America's Future, 1584 to 2069*, de Neil Howe e William Strauss.

Hoje, calcula-se que haja entre trezentos e 450 supercentenários no mundo, ainda que só se tenha comprovado a idade de cerca de 75 deles. Isso se deve ao fato de que, em muitos casos, os registros oficiais sobre seu nascimento ou idade foram perdidos ou não existem.

Como a expectativa de vida vem aumentando em termos globais, é possível que aumente também a quantidade de supercentenários. Uma vida saudável e com um propósito pode nos ajudar a entrar para essa elite de super-heróis da longevidade.

Vejamos a vida e as opiniões de alguns deles.

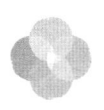

MISAO OKAWA (117):
"COMA E DURMA, E VIVERÁ MUITO TEMPO.
É PRECISO APRENDER A RELAXAR."

Segundo a classificação elaborada pelo Grupo de Investigação em Gerontologia, a pessoa viva mais longeva até maio de 2015 era Misao Okawa, falecida aos 117 anos e 27 dias em uma casa de repouso de Osaka.

Filha de um comerciante têxtil, nasceu em 1898, quando a Espanha perdeu Cuba e Filipinas, e os Estados Unidos anexaram o Havaí ao seu território e lançaram a Pepsi.

Até os 110 anos, essa mulher, cuja vida atravessou três séculos diferentes, havia contado apenas consigo mesma.

Quando os especialistas lhe perguntavam sobre os cuidados que tinha, Misao se limitava a responder "Comer sushi e dormir", ao que deveria se acrescentar uma excepcional fome de viver. Ao ser questionada sobre o segredo de sua longa vida, respondeu com excelente humor: "Eu também me pergunto."[1]

Uma prova de que o Japão continua sendo uma fábrica de longevos é que, em julho de 2015, morreu, aos 112 anos e 150 dias, Sakari Momoi, tendo sido o 58º homem mais velho do mundo, abaixo de um ranking com 57 mulheres.

MARÍA CAPOVILLA (116):
"A ÚNICA COISA QUE FIZ FOI NÃO COMER CARNE DURANTE TODA A MINHA VIDA."

Nascida no Equador em 1889, ela chegou a ser a pessoa mais longeva reconhecida pelo *Guinness World Records* em 2008. Morreu aos 116 anos e 347 dias de idade em decorrência de uma pneumonia, deixando três filhos, doze netos, vinte bisnetos e dois tataranetos.

Aos 107 anos, concedeu uma de suas últimas entrevistas, na qual relatou recordações e pensamentos:

"Eu me sinto contente e dou graças a Deus por ele ainda me conservar. Nunca pensei que viveria por tanto tempo, pensei que morreria cedo. Meu marido, Antonio Capovilla, capitão de fragata, faleceu aos 84 anos. Tivemos três filhas e um filho, e tenho muitos netos e bisnetos.

"Os tempos de outrora eram melhores do que os de agora. Os costumes eram melhores. Antes dançávamos moderadamente; eu gostava muito de dançar uma canção chamada 'Maria', de Luis Alarcón, da qual ainda lembro boa parte da letra. Também me lembro de muitas orações e rezo todo dia.

"Eu gosto de valsa e ainda danço. Além disso, faço trabalhos manuais; guardo coisas que fiz quando estava no colégio."[2]

Depois de relembrar seu passado, tomou coragem de dançar, uma de suas grandes paixões, com uma energia que a fez parecer várias décadas mais jovem.

Quando perguntada sobre seu segredo de longevidade, respondia de forma simples: "Não sei qual é o segredo para viver tanto. A única coisa que fiz foi não comer carne durante toda a minha vida. A isso atribuo [minha longevidade]."

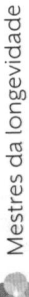

JEANNE CALMENT (122):
"ESTÁ TUDO BEM."

Nascida em fevereiro de 1875 em Arles, França, e falecida no dia 4 de agosto de 1997, tornou-se a pessoa mais longeva da história cuja idade pôde ser confirmada.

Afirmou em tom de brincadeira que "competia com Matusalém". E a verdade é que bateu muitos recordes à medida que envelhecia.

Morreu de causas naturais depois de uma vida prazerosa na qual não se privou de quase nada. Andou de bicicleta até os cem anos. Viveu em sua casa até os 110, quando aceitou ir para um centro de repouso depois de provocar por acidente um pequeno incêndio em seu apartamento. Parou de fumar aos 120: tinha dificuldade em levar o cigarro à boca por causa da catarata.

Talvez um de seus segredos fosse o bom humor: "Vejo pouco, escuto mal, não posso sentir nada, mas está tudo bem", afirmou em seu aniversário de 120 anos.[3]

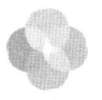

WALTER BREUNING (114):
"SE VOCÊ MANTIVER SUA MENTE E SEU CORPO OCUPADOS, FICARÁ AQUI POR BASTANTE TEMPO."

Nascido em Minnesota, Estados Unidos, em 1896, Walter Breuning também teve a oportunidade de atravessar três séculos diferentes ao longo da vida. Morto por causas naturais no estado americando de Montana, 2011, teve duas esposas e trabalhou durante cinquenta anos para uma companhia de trens. Aos 83 anos, foi viver em uma casa de repouso, onde permaneceu até morrer.

Breuning obteve o reconhecimento de homem mais velho do mundo em 2009 e, quando faleceu, foi declarado o terceiro homem de maior idade comprovada dos Estados Unidos.

Em seus últimos anos de vida, concedeu inúmeras entrevistas, nas quais afirmou que sua longevidade se baseava, entre outras coisas, no hábito de fazer duas refeições diárias e trabalhar tantos anos quanto possível. "Se você mantiver sua mente e seu corpo ocupados, ficará aqui por bastante tempo", afirmou em seu aniversário de 112 anos. Na época, ainda praticava exercícios físicos todos os dias.

Outros dois segredos de Breuning eram o costume de ajudar o próximo e não temer a morte. "Todos vamos morrer. Algumas pessoas se assustam com a ideia da morte. Nunca se assuste com ela, porque todos nascemos para morrer", declarou em 2010 durante uma entrevista para a Associated Press.[4]

Dizem que, antes de morrer, em 2011, contou ao pastor que estava ao seu lado que havia chegado a um acordo com Deus, segundo o qual, se não ia mais melhorar, era o momento de ir embora.

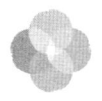

ALEXANDER IMICH (111):
"SIMPLESMENTE NÃO MORRI ANTES."

Nascido na Polônia em 1903, Alexander Imich foi um químico e parapsicólogo radicado nos Estados Unidos que, em 2014, após a morte do seu antecessor, tornou-se o homem mais velho de que se tem registro. O próprio Imich morreu pouco depois, em junho daquele ano, deixando para trás uma vida longa e plena de experiências.

Para celebrar seu recorde, o *Dailymail* elaborou uma cronologia com os acontecimentos históricos ocorridos durante a vida de Imich:

- 1903: O primeiro ursinho de pelúcia Teddy Bear é posto à venda nos Estados Unidos, e Orville Wright realiza seu primeiro voo na Carolina do Norte.
- 1905: Einstein cria a fórmula $E = mc^2$.
- 1908: O primeiro Ford T sai das fábricas de Detroit.
- 1912: O Titanic afunda.
- 1914: Começa a Primeira Guerra Mundial.
- 1923: É realizada a primeira transmissão de vozes através do Atlântico.
- 1928: Alexander Fleming inventa a penicilina.
- 1939: Começa a Segunda Guerra Mundial.
- 1955: A Disneylândia é inaugurada na Califórnia.
- 1963: O presidente Kennedy é assassinado.
- 1969: A internet é criada e o primeiro homem chega à Lua.

- 1977: Estreia o filme *Star Wars*.
- 1986: Acontece o acidente com o ônibus espacial Challenger.
- 1989: Cai o Muro de Berlim.
- 1997: Morre a princesa Diana.
- 2001: A Wikipedia é lançada na internet.
- 2005: Surge o YouTube.
- 2009: Obama se torna o primeiro presidente negro dos Estados Unidos.

Imich atribuía sua longevidade, entre outras coisas, a nunca beber álcool. "Não é como se eu tivesse ganhado um Prêmio Nobel. Nunca pensei que chegaria a ser tão velho", comentou ao ser declarado o homem mais velho do mundo. Ao ser perguntado sobre seu segredo para uma vida tão longa, respondeu: "Não sei. Simplesmente não morri antes."[5]

OS ARTISTAS DO IKIGAI

Os segredos de uma vida longa, no entanto, não são exclusivos dos supercentenários. Há anciãos que não entraram no *Guinness World Records*, mas que contribuem com inspirações lúcidas para dar sentido e energia aos nossos dias.

Têm esse poder, por exemplo, as visões dos artistas que, em vez de se aposentarem, decidiram manter viva a chama de seu ikigai.

A arte, sob todas as formas, é um ikigai com o poder de nos dar felicidade e propósito na vida. Desfrutar da beleza ou criá-la não custa dinheiro, é algo a que todos têm acesso.

Hokusai, um artista japonês de Ukiyo-e — gênero de xilogravura, gravura e pintura japonesa — que viveu no século

XIX até completar 88 anos, acrescentou um posfácio à primeira edição de sua série "Cem vistas do Monte Fuji":[6] "Tudo o que fiz antes dos setenta anos não é digno de nota. Foi aos 73 que, de alguma forma, comecei a entender a verdadeira estrutura da natureza: os animais e as ervas, as árvores e os pássaros, os peixes e os insetos. Em consequência, quando alcançar os oitenta anos deverei ter feito ainda mais progressos; aos noventa, espero haver penetrado o mistério das coisas; aos cem, decididamente terei alcançado uma maestria maravilhosa, e, com 110, tudo o que eu fizer, cada ponto e cada linha, deverá ser instinto vital."

A seguir, reunimos algumas das maiores inspirações de artistas experientes entrevistados para o jornal *The New York Times* por Camille Sweeney.[7] Nenhum deles se aposentou e continuam desfrutando de sua paixão, ou trabalharam até o último suspiro, demostrando que, quando uma pessoa tem um objetivo claro, não há quem a segure.

O ator Christopher Plummer, que nasceu em 1929 e continua atuando, revelou o desejo oculto dos atores que amam de verdade sua profissão: "Queremos morrer em cena. Seria uma forma muito teatral de partir."[8]

Osamu Tezuka, o pai do mangá japonês, falou algo parecido. Antes de morrer em Tóquio, em 1989, enquanto desenhava sua última vinheta, suas últimas palavras foram: "Peço, por favor, que me deixem trabalhar!"[9]

O cineasta Frederick Wiseman, nascido em 1930, afirmou durante um passeio em Paris que gostava de trabalhar e, por isso, o fazia de forma intensa. "Todo mundo se queixa de suas dores e seus mal-estares, mas meus amigos ou estão mortos ou continuam trabalhando."[10]

Carmen Herrera, pintora nascida em 1915, vendeu seu primeiro quadro aos 89 anos. Hoje suas obras fazem parte da coleção permanente do Museu de Arte Moderna de Nova York e da Tate Modern, de Londres.

Quando a jornalista lhe perguntou como via seu futuro aos 99 anos, Carmen afirmou: "Minha motivação é terminar o próximo projeto. Vivo dia após dia."[11]

APRENDER, SEMPRE APRENDER

"Você pode ficar velho e trêmulo, pode passar a noite acordado escutando a desordem de suas veias, pode sentir saudade do seu único amor, pode ver o mundo ao seu redor ser devastado por lunáticos malvados ou saber que sua honra foi pisoteada nos esgotos das mentes pequenas. Só há uma resposta para isso: aprender. Aprender por que o mundo gira e o que o faz girar. Essa é a única coisa da qual a mente não pode jamais se cansar, nem se alienar ou desacreditar, e nunca sonhar em se arrepender."

T. H. White, *A espada na pedra: O único e eterno rei*, Volume 1.

O naturalista Edward O. Wilson, autor nascido em 1929, afirmou, por sua vez: "Sinto que tenho experiência o suficiente para me unir aos que fazem as grandes perguntas. Há uns dez anos, quando comecei a ler e pensar mais sobre quem somos, de onde viemos e para onde vamos, me surpreendi com quão pouco nos fazemos essas perguntas."[12]

Ellsworth Kelly, um artista morto aos 92 anos em 2015, afirmava que perder as faculdades mentais com a idade é, em parte, um mito, já que isso é compensado por uma maior lucidez e capacidade de observação: "Ao envelhecer, cada vez mais, a cada dia, vejo coisas novas. Por isso continuo pintando."[13]

O arquiteto Frank Gehry, também nascido em 1929, afirma que os grandes edifícios "precisam de sete anos para ficar prontos, desde a contratação até a finalização",[14] o que lhe rende uma atitude paciente diante da passagem do tempo. O projetista do Museu Guggenheim Bilbao, na Espanha, sabe, porém, viver um momento de cada vez: "Pertencemos a este tempo, não há por que olhar para trás. Se você se identifica com o tempo em que vive, permanece com os olhos e os ouvidos abertos, lê o jornal, vê o que acontece e continua curioso a respeito de tudo, automaticamente você se mantém no seu tempo."[15]

A LONGEVIDADE NO JAPÃO

Ainda que muitas das pessoas comprovadamente mais velhas vivam nos Estados Unidos em razão de seus amplos registros civis, é possível encontrar diversos centenários em muitos povoados remotos de outros países. A vida contemplativa e rural parece ser um lugar-comum para esses anciãos que veem os séculos passarem.

E, sem dúvida, o país-estrela no que se refere à longevidade e o Japão, que tem a expectativa de vida mais alta do mundo.

Além de sua dieta, que estudaremos com mais detalhes, e do sistema de saúde integrado (os japoneses vão ao médico com bastante frequência e fazem check-ups completos para prevenir doenças de forma precoce), a longevidade no país está muito relacionada à cultura, como veremos mais adiante neste livro.

Seu senso de comunidade e o fato de a população se esforçar em manter-se ocupada até o fim da vida são fundamentais para que alcancem uma idade avançada.

Para estar sempre ativo, inclusive quando não é necessário trabalhar, é preciso ter um ikigai no horizonte, um propósito que guie a pessoa ao longo de sua vida e a impulsione a criar beleza e utilidade para a comunidade e para si própria.

Antes de entrarmos na filosofia japonesa por trás dessa ideia, vamos explorar uma corrente psicológica e uma terapia, da Europa Central e do Japão, respectivamente, que puseram o propósito vital no centro das atenções.

IV

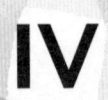

DA LOGOTERAPIA AO IKIGAI

A importância
de encontrar um
sentido para a
existência a fim de
viver mais e melhor

O QUE É A LOGOTERAPIA?

Quando um colega pediu a Viktor Frankl que definisse sua escola em uma única frase, ele respondeu: "Pois bem, na logoterapia, o paciente permanece sentado, bem ereto, mas tem que ouvir coisas que, às vezes, são muito desagradáveis de ouvir." Esse mesmo colega havia definido a psicanálise da seguinte forma: "Na psicanálise, o paciente deita em um divã e diz a você coisas que, às vezes, são muito desagradáveis de dizer."

Frankl explica que uma das primeiras perguntas que fazia a seus pacientes era: "Por que você não se suicida?", e, em geral, os pacientes encontravam bons motivos para não se matarem e seguir em frente. Para que serve a logoterapia, então?[1]

A resposta é bem clara: *encontrar motivos para viver*. A logoterapia estimula o paciente a descobrir conscientemente o sentido da vida a fim de enfrentar suas neuroses. Assim, a luta pessoal para alcançar seu destino o motivará a seguir em frente e superar as amarras mentais do passado, driblando os obstáculos que encontrar pelo caminho.

ALGO PELO QUE VIVER

Um estudo realizado por Frankl em sua clínica de Viena, Áustria, revelou que, tanto entre os pacientes quanto entre a equipe, cerca de 80% das pessoas reconheciam que o ser humano precisa de um motivo para viver, e cerca de 60% afirmavam estar dispostos a morrer por alguém ou algo em suas vidas.²

A BUSCA PELO SENTIDO

Dado que, para Frankl, o homem é capaz de viver e morrer por seus princípios e ideais, a busca por um sentido se converte em uma força primária e pessoal que nos permite alcançar nossos objetivos.

Podemos resumir o processo da logoterapia nestes cinco passos:

1. A pessoa sente um vazio, uma frustração ou ansiedade.
2. O terapeuta a faz ver que ela deseja ter uma vida significativa.
3. O paciente descobre o sentido de sua existência (desse momento de sua vida).
4. Por meio da vontade, o paciente escolhe entre aceitar ou não esse destino.
5. Esse novo impulso vital o ajuda a superar os obstáculos e as tristezas.

A experiência de ter sido prisioneiro no campo de concentração de Auschwitz fez com que Viktor Frankl compreendesse que "tudo pode ser arrancado de uma pessoa, exceto uma coisa, a última das liberdades humanas: a escolha de como irá enfrentar as circunstâncias, a escolha de seu próprio caminho".³ Foi um processo que ele mesmo precisou viver, e sem ajuda, mas que o inspirou para o resto da vida.

10 DIFERENÇAS ENTRE PSICANÁLISE E LOGOTERAPIA

PSICANÁLISE	LOGOTERAPIA
O paciente se deita em um divã, como um paciente.	O paciente se senta de frente para o terapeuta, que o guia sem julgar.
É retrospectiva, olha para o passado.	Olha para o futuro.
É introspectiva, analisa a neurose.	Não se aprofunda na neurose do paciente.
O desejo é o do prazer.	O desejo é o do sentido.
Concentra-se na dimensão psicológica.	Adentra a dimensão espiritual.
Funciona para a neurose psicogênica (impulsos--instintos).	Funciona também para as neuroses noogênicas (princípios-princípios).
Analisa a origem inconsciente dos conflitos (dimensão instintiva).	Trata os conflitos onde e quando surgem (dimensão espiritual).
Limita-se aos fatos instintivos.	Engloba também as realidades espirituais.
É, por essência, incompatível com a fé.	É compatível com a fé e com os princípios cristãos sobre a essência humana.
Busca conciliar os conflitos e satisfazer impulsos e instintos.	Busca que o homem dê sentido à sua vida e satisfaça seus princípios morais.

LUTAR POR SI PRÓPRIO

A frustração existencial aparece quando o sentido da vida está ausente ou distorcido. Mas, para Frankl, essa frustração não tem por que ser uma anomalia ou um sintoma de neurose; pode ser, em certa medida, positiva: um estímulo para mudar os aspectos da própria vida.

A logoterapia, diferentemente de outras terapias, não considera essa frustração uma *doença mental*, mas sim uma *angústia espiritual*.

Para Frankl, o conflito espiritual é um fenômeno natural e benéfico para o ser humano porque impulsiona quem sofre dele a buscar uma solução, seja com ajuda de outros, seja por seus próprios meios, e a alcançar assim maior satisfação na vida. Ou seja, ajuda o sujeito a mudar o próprio destino.

Nos casos em que a pessoa requer apoio, a logoterapia entra em ação a fim de ajudar o paciente a descobrir o sentido de sua vida. Em seguida, guia-o através de seu conflito, para que ele possa continuar avançando até atingir seu objetivo. Frankl citava um célebre aforismo de Nietzsche, que afirmava o seguinte: "Quem tem um *porquê* para viver pode suportar quase todo *como*."

Segundo a própria experiência, Frankl dizia que a saúde requer uma dose de tensão natural, alcançada quando se analisa o que foi conquistado até o momento e o que se quer conseguir dali para a frente. *O ser humano não precisa de uma existência tranquila, mas sim de um desafio para exercitar seus talentos e lutar.*

O vazio existencial, por sua vez, é típico das sociedades modernas em que o homem faz aquilo que os outros fazem ou o que lhe dizem para fazer, em vez do que gostaria. Muitas vezes se tenta preencher esse vazio com o poder financeiro, o prazer físico ou o entorpecimento mental. Ele pode até levar ao suicídio.

A *neurose de domingo*, por exemplo, aparece quando, ao suspender as obrigações e a correria da semana, a pessoa se dá conta de seu vazio interior. Então, é necessário buscar soluções. E, sobretudo, um propósito, um motivo para se levantar da cama.

"ME SINTO VAZIO"

Depois de realizar um estudo no Hospital Policlínico de Viena, a equipe de Frankl descobriu que 55% dos pacientes entrevistados mostravam algum grau de vazio existencial.[4]

Encontrar o sentido da vida, como defende a logoterapia, fornece ao ser humano razões para preencher esse espaço. Para Frankl, o homem que enfrenta seus problemas e converte seus objetivos em atividades poderá olhar para trás com paz interior ao envelhecer. Não invejará a juventude alheia, porque terá um acúmulo de vivências e experiências que lhe mostrarão que viveu *por algo e para algo*.

ALGUNS DOS SEGREDOS DA LOGOTERAPIA PARA UMA VIDA MELHOR

- O homem não inventa o sentido de sua existência, como dizia Sartre, mas sim *o descobre*.

- O sentido da vida é próprio de cada indivíduo e pode se converter e mudar muitas vezes ao longo dos anos.
- Da mesma maneira que a apreensão faz com que se crie aquilo que se teme, a atenção excessiva (*hiperatenção*) ao objeto de desejo faz com que ele não se concretize.
- O humor pode ajudar a desbloquear círculos viciosos e liberar ansiedades.
- O ser humano tem a capacidade de atuar de forma nobre e vil indistintamente. A postura que vai adotar dependerá de suas decisões, e não de suas condições.

A seguir, veremos quatro casos de pacientes de Viktor Frankl para entender sua terapia da busca de sentido.

O CASO DO PRÓPRIO FRANKL

Tanto nos campos de concentração alemães quanto, depois, nos japoneses e coreanos, os psiquiatras puderam constatar que as pessoas com maior probabilidade de sobrevivência eram as que se apegavam a metas a cumprir fora dos campos. Esse foi o caso de Frankl, que, após ser solto e desenvolver com sucesso sua escola de logoterapia, se deu conta de que ele mesmo havia sido paciente de seu método.

É que Frankl tinha um objetivo a cumprir que o fez seguir em frente. Ao ser mandado para o campo de concentração de Auschwitz, teve um manuscrito confiscado, no qual havia desenvolvido suas teorias e pesquisas e que estava pronto para publicação.

Ao ser privado do manuscrito, Frankl sentiu a necessidade de reescrevê-lo, e isso lhe deu incentivo e um sentido à sua vida, em meio aos horrores e às incertezas constantes dos campos de concentração. A prova disso é que, ao longo dos anos, em especial quando esteve doente com tifo, foi anotando nos pedaços de papel que encontrava os fragmentos e as palavras-chave de sua obra perdida.

A seguir veremos alguns dos casos mais famosos que Frankl atendeu em seu consultório e que permitem entender a prática da logoterapia.

O CASO DO DIPLOMATA AMERICANO

Um importante diplomata americano compareceu ao consultório de Frankl para continuar o tratamento que havia iniciado cinco anos antes em seu país de origem. Ao ser questionado por Frankl sobre por que havia iniciado a terapia, o diplomata respondeu que se sentia desconfortável com seu trabalho e com a política externa de seu país, que devia cumprir e se certificar de que fosse de fato cumprida.

Seu psicanalista americano, com quem fizera oito anos de terapia, insistira para que ele se reconciliasse com o pai, assim seu governo e seu trabalho não lhe pareceriam mais desagradáveis por serem representações da figura paterna. No entanto, depois de algumas sessões, Frankl o fez perceber que ele estava frustrado porque desejava se dedicar a outra profissão, e o diplomata encerrou seu tratamento com essa ideia em mente.

Cinco anos depois, o ex-diplomata contou a Frankl que vinha desenvolvendo um trabalho diferente durante aquele tempo e que se sentia feliz.

Frankl afirmou que esse homem, além de não ter precisado fazer esses cinco anos de análise, nem sequer poderia ser considerado um "paciente" com necessidade de terapia.

Era apenas alguém que buscava um novo propósito que desse sentido à sua vida. No momento em que o encontrou, a vida dele adquiriu um significado profundo.

O CASO DA MÃE SUICIDA

A mãe de um menino que havia morrido aos onze anos foi internada na clínica de Frankl depois de tentar se matar levando consigo seu outro filho. Foi ele, paralítico desde a infância, quem a impediu de concluir o plano, já que ele, sim, via sentido em sua existência e não poderia cumprir sua missão caso a mãe matasse ambos.

Em uma sessão em grupo, a mãe contou sua história. Para ajudá-la, Frankl pediu a outra mulher que imaginasse uma situação hipotética em que ela estivesse em seu leito de morte, velha e rica, mas sem filhos. A mulher afirmou que, nesse caso, consideraria sua vida um fracasso.

Ao propor à mãe suicida o mesmo exercício, que se imaginasse em seu leito de morte, ela olhou para trás e se deu conta de que havia feito tudo o que podia por seus dois filhos. Que dera uma vida boa ao filho paralítico, permitindo que ele se tornasse uma boa pessoa, razoavelmente feliz. E acrescentou, chorando:

"Quanto a mim, posso contemplar em paz a vida que tive e afirmar que foi repleta de sentido, o qual tentei cumprir com todas as forças. Trabalhei o melhor que pude, fiz o máximo pelo meu filho. Minha vida não foi um fracasso!"

Dessa forma, ao imaginar seu leito de morte e olhar para trás, a mãe suicida encontrou o significado que, sem que ela soubesse, dava sentido à sua existência.

O CASO DO MÉDICO TRISTE

Veio uma vez ao consultório de Frankl um médico já idoso que sofria, havia dois anos, de uma profunda depressão por não conseguir superar a morte da esposa.

Em vez de lhe dar conselhos ou analisar seu sofrimento, Frankl perguntou ao paciente o que teria acontecido se ele tivesse morrido no lugar dela. Surpreso, o médico respondeu que teria sido horrível para ela, que sua pobre esposa sofreria demais. Ao que Frankl respondeu: "Está vendo, doutor? Você a poupou de todo esse sofrimento, mas agora precisa pagar por isso sobrevivendo e chorando a morte dela."

O médico não disse mais nada, porém saiu do consultório tranquilo depois de apertar as mãos de Frankl.

O próprio sofrimento, a ideia de que ele poderia ter padecido no lugar de sua amada esposa, dera sentido à vida do médico.

A TERAPIA MORITA

Na mesma década em que nasceu a logoterapia, na verdade alguns anos antes, o japonês Shoma Morita criou a própria terapia baseada no propósito da vida, que comprovou ser efetiva para tratar neuroses, transtornos obsessivo-compulsivos e estresse pós-traumático.

Shoma Morita era zen-budista, além de psiquiatra, e sua terapia teve grande influência espiritual no Japão.

Muitas terapias ocidentais se concentram em tentar controlar ou modificar as emoções e os sentimentos dos pacientes. No Ocidente, costumamos aceitar que o que vivemos influi na forma como nos sentimos e, consequentemente, em nossas ações. A terapia Morita, por sua vez, concentra-se em ensinar os pacientes a *aceitar seus sentimentos sem tentar controlá-los, já que eles mudarão por meio das ações*.

O fundamento da terapia Morita e também do zen é que "a ação é a causa da mudança e, portanto, não devemos tentar controlar os pensamentos e os sentimentos". É um enfoque oposto ao ocidental, que nos induz a dominar e modificar primeiro nossos maus pensamentos para então mudar nossa forma de agir.

A terapia Morita, além de aceitar as emoções, busca "criar" outras novas a partir da ação. Segundo Morita: "Essas emoções são aprendidas por meio de experiências e com base na repetição."

A terapia de Morita não tenta eliminar os sintomas de forma direta, mas nos ensina a aceitar com naturalidade desejos, ansiedades, medos e preocupações. Esse terapeuta revolucionário dizia que "em termos de sentimentos, *é melhor ser rico e generoso*", no sentido de aceitá-los e deixá-los partir.

Para explicar a questão de "deixar partir" os sentimentos negativos, Morita contava esta fábula: "Se um burro está preso a um poste de luz, continua caminhando para tentar escapar, mas começa a dar voltas e termina imobilizado junto ao poste. O mesmo acontece com as pessoas que têm pensamentos recorrentes e obsessivos e tentam bloqueá-los com outros pensamentos."[5]

Princípios fundamentais da terapia de Morita

1. *Aceite seus sentimentos.* Se temos pensamentos obsessivos, não devemos tentar controlá-los nem nos desfazer deles. Ao fazer isso, eles se tornarão mais intensos. Um mestre zen, ao abordar sentimentos e emoções humanas, disse: "Se tentarmos eliminar uma onda com outra de forma contínua, criaremos um mar infinito de ondas." Os sentimentos não são criados por nós, eles apenas vêm até nós, por isso devemos aceitá-los. O segredo está em dar as boas-vindas. Morita costumava dizer que as emoções são como a meteorologia: não podemos prever nem controlar, apenas observar. Nessa questão, é comum citar o monge vietnamita Thich Nhat Hanh, que dizia: "Oi, solidão. Como está hoje? Vem, senta aqui comigo e cuidarei de você."[6]
2. *Faça o que precisa fazer.* Não há por que se concentrar em eliminar os sintomas, já que a recuperação virá de forma espontânea. Trata-se de se concentrar no presente e, se estamos sofrendo, aceitar esse sofrimento. E, sobretudo, evitar racionalizar a situação. A missão do terapeuta é desenvolver a personalidade do indivíduo para que ele possa enfrentar qualquer situação, e a personalidade é formada pelo que cada um faz. A terapia de Morita não dá explicações aos pacientes, deixa que eles aprendam com suas ações e atividades. Não diz como meditar nem como escrever um diário — da maneira que fariam outras terapias ocidentais. É o paciente quem irá

descobrir por conta própria a partir das próprias experiências.
3. *Descubra seu propósito na vida.* Ainda que não possamos controlar as emoções, podemos dominar as ações que executamos todos os dias. Por isso devemos ter um propósito claro e o mantra de Morita sempre presente: "O que precisamos fazer agora?" "Que atitude devemos tomar agora?" O segredo para tal é ter coragem de olhar para dentro de si mesmo e descobrir o próprio ikigai.

As quatro fases da terapia Morita

O tratamento original de Shoma Morita, que durava de quinze dias a três semanas, constava das seguintes fases:

1. *Isolamento e descanso (cinco a sete dias).* Na primeira semana, o paciente descansa em um quarto sem qualquer tipo de estímulo exterior. Sem televisão, sem livros, sem família, sem amigos, sem falar. A única coisa que ele tem são seus pensamentos. Passa a maior parte do dia deitado. Nesta fase, recupera a mente e o corpo. O paciente é visitado de forma regular pelo terapeuta, que tenta evitar uma interação excessiva. Apenas o aconselha a continuar observando a ascensão e a queda de suas emoções enquanto está deitado. Quando o paciente se entediar e sentir vontade de voltar a fazer coisas, estará pronto para passar para a fase seguinte do processo.
2. *Terapia ocupacional leve (cinco a sete dias).* Nesta segunda fase, o paciente realiza tarefas monótonas

em silêncio. Uma delas é manter um diário descrevendo seus pensamentos e sentimentos. O paciente sai depois de passar uma semana trancado, passeia pela natureza e faz exercícios de respiração. Também começa a realizar atividades simples, como jardinagem ou desenho/pintura. Nesta fase, o paciente ainda não pode falar com outras pessoas, exceto seu terapeuta.
3. *Terapia ocupacional (cinco a sete dias).* O paciente executa tarefas que requerem esforço físico. O doutor Morita gostava de levar seus pacientes para cortar lenha na montanha, por exemplo. Além de tarefas físicas, o paciente também se concentra em outras atividades, como escrita, pintura e cerâmica. Ele já pode falar com outros, mas apenas sobre os trabalhos que está executando no momento.
4. *Retorno ao mundo "real" e à vida social.* O paciente sai do hospital e se reintegra à vida social, mas mantém as práticas de meditação e terapia ocupacional desenvolvidas no hospital. A ideia é voltar como uma pessoa nova, com um propósito pessoal e sem ser controlada como uma marionete pela sociedade e pelas emoções.

A MEDITAÇÃO *NAIKAN*

Morita era um grande mestre zen da meditação introspectiva naikan. Muitas das ideias de sua terapia foram extraídas do seu conhecimento e domínio dessa escola, que se concentra em três perguntas a serem feitas ao praticante:

1. O que recebi da pessoa X?
2. O que dei à pessoa X?
3. Que problemas causei à pessoa X?

Por meio dessa reflexão, deixamos de apontar os outros como causadores de nossos males e nos aprofundamos em nossa própria responsabilidade. Como dizia Morita: "Se você está chateado e quer brigar, pense durante três dias antes de usar as mãos. Depois desse período, a intensa sensação de querer brigar terá desaparecido de forma natural."[7]

E AGORA, IKIGAI

Os princípios da logoterapia e da terapia Morita apontam para uma experiência pessoal e intransferível que pode ser realizada sem terapeutas nem retiros espirituais: a missão de encontrar seu ikigai, seu combustível existencial para a vida. Uma vez descoberto, deve-se ter coragem e se esforçar para não perder o caminho.

A seguir, veremos as ferramentas fundamentais para encontrar esse caminho, seguindo com as tarefas que você escolheu, alimentando-se de modo equilibrado e consciente, praticando exercícios suaves e aprendendo a não desabar diante das dificuldades. Para isso, é preciso aceitar que o mundo é um lugar imperfeito, como os que o habitam, mas repleto de possibilidades de crescimento e realização.

Está preparado para mergulhar em sua paixão como se não existisse nada mais importante no mundo?

V
FLUIR COM CADA TAREFA

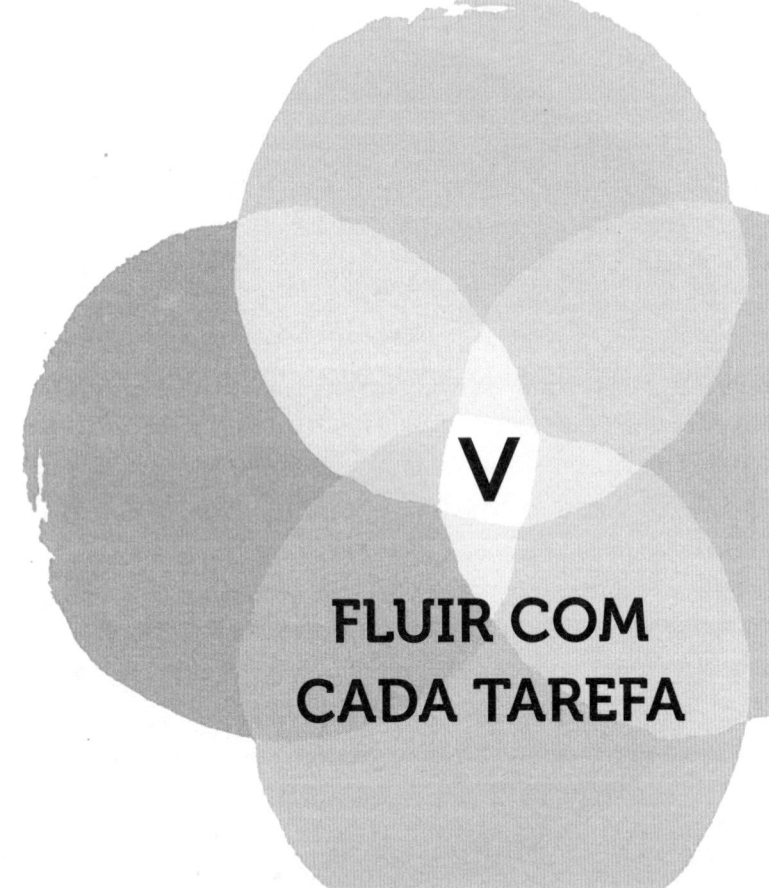

Como converter
o trabalho e o tempo
livre em um espaço
de crescimento

> *"Somos o que fazemos repetidamente.
> A excelência não é um ato, mas um hábito."*
>
> ARISTÓTELES

FLUIR COM A EXPERIÊNCIA

Imagine que você está esquiando por uma de suas pistas favoritas. Em seu caminho, a neve salta no ar como areia branca e imaculada. As condições são perfeitas.

Toda a sua atenção está voltada para utilizar suas habilidades e esquiar o melhor possível. Você sabe com exatidão qual movimento fazer em cada momento. *Não há passado nem futuro, apenas presente.* Você sente a neve, seus esquis, seu corpo e sua consciência unidos em uma só entidade. *Está imerso por completo na experiência, sem pensar nem se distrair com outra coisa.* Seu ego se dilui e você se torna parte do que está fazendo.

Esse tipo de experiência é a que Bruce Lee descreveu com sua famosa frase: "Seja água, meu amigo."

Todos nós já sentimos como a percepção do tempo se dilui quando estamos concentrados em atividade de que gostamos. Começamos a cozinhar e, quando percebemos, várias horas se passaram. Estamos lendo um livro à tarde e nos esquecemos das preocupações da vida, até que notamos o sol se pôr e nos damos conta de que ainda não jantamos.

Surfamos e só percebemos no dia seguinte a quantidade de horas que passamos no mar, quando sentimos dores musculares.

Também pode acontecer o contrário. Estamos sem vontade de realizar um trabalho ou uma tarefa e cada minuto parece interminável conforme olhamos o relógio sem parar.

Como teria dito Einstein: "Quando um homem se senta ao lado de uma bela garota, uma hora parece durar um minuto, mas quando ele se senta em uma grelha quente por um minuto, parece que durou mais que qualquer hora. Isso é relatividade."

O curioso é que talvez outra pessoa possa desfrutar dessa mesma tarefa que nós desejamos terminar quanto antes.

O que nos leva a gostar de fazer alguma coisa, a desfrutar tanto a ponto de esquecermos qualquer preocupação que tenhamos em nossas vidas? Em que momento as pessoas são mais felizes?

O PODER DO "FLOW"

Essas são as perguntas feitas por Mihaly Csikszentmihalyi, que estudou profundamente o estado em que os seres humanos entram quando estão imersos em uma atividade. Ele o chamou de estado de fluir, *flow* em inglês, e o definiu assim: "O prazer, o deleite, a criatividade e o processo em que estamos totalmente imersos na vida."

Não há nenhuma receita mágica para alcançar a felicidade, para viver o próprio ikigai, mas um dos ingredientes fundamentais é a nossa capacidade de entrar nesse estado de fluir e, por meio dele, chegar a uma "experiência ótima".

Para isso, devemos nos concentrar em aumentar o tempo que passamos realizando atividades que nos fazem entrar no estado de fluir, em vez de nos deixarmos levar por atividades que trazem prazer imediato, como comer em excesso, abusar de drogas e álcool ou se empanturrar de chocolate enquanto vê televisão.

Como aponta o autor de *Fluir*: "Fluir é o estado em que as pessoas entram quando estão imersas em uma atividade e nada mais importa. A experiência em si é tão agradável que as pessoas a continuarão fazendo, ainda que precisem sacrificar outros aspectos da vida apenas para isso."

E não apenas as profissões criativas, que requerem grandes doses de concentração, promovem a capacidade de fluir. A maioria dos atletas, dos jogadores de xadrez ou dos engenheiros passa boa parte do seu tempo realizando atividades que os fazem entrar em estado de fluir.

De acordo com os estudos de Csikszentmihalyi, quando um jogador de xadrez entra em "fluxo", ele sente o mesmo que um matemático tentando resolver um problema ou um cirurgião em plena operação. Esse professor de psicologia analisou dados de pessoas que viviam em diferentes culturas e lugares do mundo e descobriu que a experiência de fluir é igual para qualquer pessoa, independentemente da cultura e da idade.

Em Nova York ou em Okinawa, todos nós descrevemos os estados de fluir da mesma forma.

O que acontece em nossa consciência quando estamos nesse estado?

Ao fluir, estamos concentrados em uma tarefa muito concreta sem nos distrairmos com nada. Nossa consciência está "em ordem". O contrário acontece quando tentamos realizar uma atividade e a mente se distrai pensando em outras coisas.

Se você se distrai com frequência e se vê às voltas com perguntas pouco tempo depois de iniciar um trabalho que considera importante, há uma série de técnicas para maximizar as probabilidades de entrar em "flow".

SETE CONDIÇÕES PARA O "FLOW"

Segundo o pesquisador Owen Schaffer, para que se possa fluir com uma atividade, são necessárias as seguintes condições:

1. Saber o que fazer.
2. Saber como fazer.
3. Saber quão bem se está fazendo.
4. Saber aonde ir (caso haja um deslocamento).
5. Ter desafios ambiciosos.
6. Utilizar seus melhores recursos pessoais.
7. Estar livre de distrações.[1]

TÉCNICA 1 PARA FLUIR: ESCOLHER UM OBJETIVO BEM DIFÍCIL, MAS NÃO DEMAIS.

De acordo com o ponto 5 de Schaffer, trata-se de assumir uma tarefa que podemos terminar, mas que ao mesmo tempo esteja um pouco acima de nossas capacidades.

Toda tarefa, esporte ou trabalho tem uma série de regras, e precisamos de habilidades para segui-las. Se as regras para realizar a tarefa são simples e a missão é muito fácil comparada às nossas habilidades, é muito provável que fiquemos entediados. As atividades fáceis demais levam à apatia e ao tédio.

Se, ao contrário, começarmos por algo muito difícil, não teremos conhecimento para completar a atividade e certamente a abandonaremos na primeira oportunidade. Além disso, sentiremos frustração.

O ideal é encontrar um meio-termo, algo que seja compatível com nossas habilidades, mas esteja um pouco acima delas a ponto de se tornar um desafio. É a isso que Ernest Hemingway se referiu quando disse: "Às vezes escrevo melhor do que sei."[2]

É esse tipo de atividade que desejamos continuar até o fim, já que sentimos prazer ao perceber que estamos nos superando.

Nesse mesmo sentido, Bertrand Russell afirmou: "Para poder se concentrar durante um longo período, é essencial ter um desafio difícil diante de si."[3]

Se você é designer gráfico, use um novo software em seu próximo projeto para torná-lo um desafio. Se você é programador, utilize uma nova linguagem de programação. Se você se dedica à dança, tente incorporar um novo movimento que anos antes parecia impossível.

Acrescente algo que o tire da zona de conforto!

Um exercício simples como ler é, ainda assim, uma tarefa que requer seguir certas regras. Precisamos de uma série de habilidades e conhecimentos para continuar lendo. Se começamos um livro sobre mecânica quântica para físicos sem sermos especialistas no assunto, com certeza o largaremos depois de alguns minutos porque não entenderemos nada. Por outro lado, se já soubermos tudo o que o livro informa, nós nos entediaremos depressa.

No entanto, se o livro se adequa aos nossos conhecimentos e habilidades e nos acrescenta novos saberes, iremos mergulhar na leitura, e o tempo passará rápido.

Ler é uma das atividades humanas durante a qual mais pessoas entram no estado de fluir todos os dias.

Fácil.	**Levemente difícil.**	Acima de nossos conhecimentos.
Tédio.	**Fluir.**	Ansiedade.

TÉCNICA 2 PARA FLUIR: TER OBJETIVOS CONCRETOS E CLAROS

Os videogames — com moderação —, os jogos de tabuleiro e os esportes são atividades ideais para entrar em "flow" porque o objetivo costuma estar muito claro: superar a si mesmo ou a um rival seguindo uma série de regras definidas de forma clara.

Infelizmente, na maioria das situações reais da vida, os objetivos não estão tão claros.

De acordo com uma pesquisa do Boston Consulting Group, a queixa número um de funcionários de multinacionais é: "Meu chefe não comunica com clareza qual é a missão da equipe, realmente não sei quais são meus objetivos no trabalho."

Muitas vezes o que acontece, sobretudo em grandes empresas, é que os executivos ficam obcecados em planejar, perdendo-se em detalhes e criando estratégias para enrolar sem que haja um objetivo final claro. É como sair para navegar com um mapa em um oceano sem saber para onde ir.

O diretor do MIT Media Lab, Joichi Ito, sempre diz: "É muito mais importante ter uma bússola apontada para um objetivo concreto do que um mapa."

Tanto nas empresas quanto nas profissões criativas ou na educação é importante refletir sobre a missão que precisamos cumprir antes de começarmos a trabalhar, estudar ou "criar algo" sem rumo. Devemos nos fazer perguntas como estas:

- Qual é o seu objetivo durante a sessão de estudo desta tarde?
- Quantas páginas você vai escrever hoje para o artigo que será publicado no mês que vem?
- Qual é a missão da sua equipe?
- A que velocidade colocará o metrônomo amanhã para que, no fim de semana, consiga tocar essa sonata a ritmo de *allegro*?

Ter objetivos claros é importante para fluir, mas é preciso saber deixá-los de lado quando estamos em ação.

Uma vez iniciada a missão, o objetivo deve estar claro, mas não temos que ficar obcecados por ele.

Quando um esportista está competindo em uma final pela medalha de ouro, não pode parar e pensar em quanto ela é preciosa, mas sim *estar presente no momento, fluir*. Se ele se distrai por um instante pensando em como irá mostrar a medalha a seus pais com orgulho, certamente cometerá um erro no último momento e não ganhará a competição.

Um caso típico é o "bloqueio do escritor". Imagine, por exemplo, que um autor precisa terminar de escrever um livro em três meses. Ele sabe muito bem seu objetivo, o problema é que não para de pensar nele.

Todo dia se levanta pensando "tenho que escrever o livro" e se põe a ler o jornal e, em seguida, limpa a casa. No meio da tarde se sente frustrado e estabelece novos planos para o dia seguinte.

Passam-se dias, semanas e meses e ele não produziu nada, enquanto deveria apenas se sentar diante de uma página em branco e escrever a primeira palavra, a segunda... Fluir com o projeto, dar vazão a seu ikigai.

Se fizer isso, a ansiedade desaparecerá e você fluirá com prazer diante da atividade. Voltando a Albert Einstein, "uma pessoa feliz está satisfeita demais com o presente para pensar no futuro".[4]

Objetivos difusos.	**Objetivos bem definidos, atenção ao processo.**	Obsessão em conseguir algo sem se concentrar no processo.

Confusão, energia e tempo perdidos em tarefas cotidianas.	**Fluir.**	Fixação nos objetivos em vez de se voltar para o processo.
Bloqueio mental.	**Fluir.**	Bloqueio mental.

TÉCNICA 3 PARA FLUIR: CONCENTRAÇÃO EM APENAS UMA TAREFA

Esse talvez seja um dos maiores obstáculos que enfrentamos hoje em dia, com tanta tecnologia e distrações ao nosso redor. Escutamos um vídeo no YouTube enquanto escrevemos um e-mail e, quando uma janela de chat surge em nossa tela, respondemos. De repente, o smartphone vibra no bolso e, ao voltar à tela do computador depois de responder à mensagem no celular, abrimos o Facebook.

Depois de meia hora, esquecemos que estávamos escrevendo um e-mail.

Também acontece de jantarmos enquanto assistimos a um filme e só percebermos quanto o salmão está delicioso na última garfada.

Com frequência, pensamos que iremos ganhar tempo combinando várias tarefas, mas as evidências científicas indicam o contrário. Até as pessoas que dizem ser boas trabalhando em "multitarefas" são pouco produtivas. Na verdade, costumam ser as menos produtivas.

Nosso cérebro é capaz de filtrar milhões de bits de informação, mas só pode processar em série algumas dezenas por

Ter objetivos claros é importante para fluir, mas é preciso saber deixá-los de lado quando estamos em ação.

Uma vez iniciada a missão, o objetivo deve estar claro, mas não temos que ficar obcecados por ele.

Quando um esportista está competindo em uma final pela medalha de ouro, não pode parar e pensar em quanto ela é preciosa, mas sim *estar presente no momento, fluir*. Se ele se distrai por um instante pensando em como irá mostrar a medalha a seus pais com orgulho, certamente cometerá um erro no último momento e não ganhará a competição.

Um caso típico é o "bloqueio do escritor". Imagine, por exemplo, que um autor precisa terminar de escrever um livro em três meses. Ele sabe muito bem seu objetivo, o problema é que não para de pensar nele.

Todo dia se levanta pensando "tenho que escrever o livro" e se põe a ler o jornal e, em seguida, limpa a casa. No meio da tarde se sente frustrado e estabelece novos planos para o dia seguinte.

Passam-se dias, semanas e meses e ele não produziu nada, enquanto deveria apenas se sentar diante de uma página em branco e escrever a primeira palavra, a segunda... Fluir com o projeto, dar vazão a seu ikigai.

Se fizer isso, a ansiedade desaparecerá e você fluirá com prazer diante da atividade. Voltando a Albert Einstein, "uma pessoa feliz está satisfeita demais com o presente para pensar no futuro".[4]

Objetivos difusos.	**Objetivos bem definidos, atenção ao processo.**	Obsessão em conseguir algo sem se concentrar no processo.

Confusão, energia e tempo perdidos em tarefas cotidianas.	**Fluir**.	Fixação nos objetivos em vez de se voltar para o processo.
Bloqueio mental.	**Fluir**.	Bloqueio mental.

TÉCNICA 3 PARA FLUIR: CONCENTRAÇÃO EM APENAS UMA TAREFA

Esse talvez seja um dos maiores obstáculos que enfrentamos hoje em dia, com tanta tecnologia e distrações ao nosso redor. Escutamos um vídeo no YouTube enquanto escrevemos um e-mail e, quando uma janela de chat surge em nossa tela, respondemos. De repente, o smartphone vibra no bolso e, ao voltar à tela do computador depois de responder à mensagem no celular, abrimos o Facebook.

Depois de meia hora, esquecemos que estávamos escrevendo um e-mail.

Também acontece de jantarmos enquanto assistimos a um filme e só percebermos quanto o salmão está delicioso na última garfada.

Com frequência, pensamos que iremos ganhar tempo combinando várias tarefas, mas as evidências científicas indicam o contrário. Até as pessoas que dizem ser boas trabalhando em "multitarefas" são pouco produtivas. Na verdade, costumam ser as menos produtivas.

Nosso cérebro é capaz de filtrar milhões de bits de informação, mas só pode processar em série algumas dezenas por segundo. Quando dizemos que estamos fazendo múltiplas tarefas, na verdade *o que estamos fazendo é mudar de uma tarefa para a outra depressa*. Infelizmente, não somos um computador que pode trabalhar com vários processos ao mesmo tempo. Gastamos toda a nossa energia pulando de tarefa em tarefa em vez de nos concentrarmos em fazer bem uma delas.

Concentrar-se em apenas uma atividade é talvez a condição mais importante para fluir.

Segundo Csikszentmihalyi, para estar concentrado em uma atividade é necessário:

1. Encontrar-se em um ambiente sem distrações.
2. Ter controle sobre o que se está fazendo durante todo o tempo.

As novas tecnologias só são boas se tivermos controle sobre elas. Deixam de ser boas se passam a nos controlar.

Por exemplo, se você precisa escrever um artigo acadêmico, pode fazê-lo diante do computador, pesquisando no Google toda vez que necessitar de algum tipo de informação. Porém, se você não for muito disciplinado, talvez acabe navegando por outros sites em vez de escrever o artigo.

O Google e a internet tomaram conta da sua mente e o impediram de fluir.

Está comprovado cientificamente que, se o cérebro está sempre mudando de tarefas, perde tempo, aumenta o número de erros e torna a retenção de memória pior.

Um estudo realizado pela Universidade de Stanford nos Estados Unidos afirma que atualmente sofremos de uma *epidemia da multitarefa*. Para demonstrar os efeitos nocivos dessa epidemia, analisou-se o comportamento de centenas de alunos enquanto estudavam, para, em seguida, dividi-los em grupos de acordo com a quantidade de coisas que costumavam fazer simultaneamente.

Os estudantes mais viciados em multitarefa normalmente fazem mais de quatro coisas ao mesmo tempo. Por exemplo: escrevem anotações enquanto leem um livro, escutam um podcast, respondem a mensagens no celular de vez em quando e veem o Twitter.

Depois de divididos em diferentes grupos, todos foram colocados diante de telas com várias flechas vermelhas e azuis. O objetivo do exercício era contar o número de flechas vermelhas.

A princípio todos acertaram em pouco tempo e sem dificuldade, mas conforme o número de flechas azuis aumentava (flechas vermelhas não foram acrescentadas, elas apenas mudaram de posição), os estudantes acostumados a multitarefas tiveram sérias dificuldades em contar as flechas vermelhas no tempo determinado. Não conseguiam contá-las tão depressa quanto os estudantes não habituados a multitarefas por uma razão muito simples: eles se distraíam olhando as flechas azuis!

Seus cérebros estavam treinados para responder a qualquer tipo de estímulo, ainda que não fosse importante, enquanto os dos outros estudantes estavam treinados para se concentrar em uma única tarefa, nesse caso, contar as flechas vermelhas ignorando as azuis.[5]

Outros estudos indicam que trabalhar em várias atividades ao mesmo tempo diminui nossa produtividade em ao menos 60% e que nosso coeficiente intelectual diminui mais de dez pontos.

Uma pesquisa feita na Inglaterra com mais de três mil adolescentes viciadas em seus smartphones concluiu que elas dormiam menos horas, sentiam-se menos integradas no colégio e eram mais propensas a ter sintomas de depressão.[6]

CONCENTRADO EM APENAS UMA TAREFA	MULTITAREFA
Aumenta a probabilidade de fluir.	Impossível fluir.
Aumenta a produtividade.	Diminui a produtividade (60%), ainda que não pareça.
Aumenta a capacidade de retenção.	Reduz a capacidade de retenção.
Reduz probabilidade de equívocos.	Aumenta a probabilidade de equívocos.
Controle sobre a única atividade a que estamos prestando atenção. Calma.	Causa estresse porque gera a sensação de perda de controle. A multiplicidade de tarefas nos controla.
A pessoa fica mais atenta ao prestar atenção aos demais.	Danifica o seu entorno por estar "viciado" em se manter sempre atento a qualquer estímulo: olhando mensagens no celular e verificando as redes sociais, por exemplo.
Aumenta a criatividade.	Reduz a criatividade.

O que podemos fazer para não nos tornarmos parte da epidemia que nos impede de fluir? Como podemos treinar nosso cérebro para se concentrar em apenas uma tarefa?

Confira uma série de ideias para definir seu próprio espaço e tempo sem distrações, aumentando a probabilidade de fluir:

- Não olhar nenhuma tela durante a primeira nem durante a última hora do dia.
- Desligar o celular antes de entrar em "flow". Sua atividade é a coisa mais importante do mundo durante o tempo que você reservou para ela. Se for muito difícil, ative o modo noturno, de maneira que apenas as pessoas mais próximas possam entrar em contato em caso de emergência.
- Um dia por semana, fazer jejum de dispositivos eletrônicos. Por exemplo, no sábado ou no domingo, abrindo exceção apenas para o e-reader e o equipamento de música.
- Ir a um café sem wi-fi.
- Ler e responder e-mails apenas uma ou duas vezes por dia. Definir esses momentos e cumprir a regra criada.
- *Técnica pomodoro*. Ponha um cronômetro de cozinha ao seu lado (alguns têm formato de tomate, por isso o nome da técnica) e se comprometa a trabalhar em apenas uma tarefa durante esse tempo. A técnica pomodoro recomenda 25 minutos de trabalho e cinco minutos de descanso para cada ciclo, ainda que também possam ser cinquenta minutos de trabalho e dez de descanso. Adapte os tempos ao seu próprio ritmo; o importante é cumprir cada ciclo à risca.
- Inicie sua missão com um ritual que lhe agrade e termine-a com uma recompensa.

- Treine sua consciência para voltar ao presente quando perceber que se distraiu. Pratique *mindfulness* e meditação, caminhe, nade ou faça qualquer atividade que o ajude a se concentrar.
- Trabalhe em um ambiente sem pessoas para interrompê-lo. Se não puder ser em seu espaço habitual, vá a uma biblioteca, a um café, a um estúdio para tocar um instrumento... Se perceber que há distrações ao seu redor, mude até encontrar o lugar ideal.
- Divida cada atividade em grupos de tarefas relacionadas e dedique a cada um deles lugares e tempos diferentes. Por exemplo, para escrever um artigo para uma revista, você pode pesquisar e tomar notas pela manhã em casa, escrever à tarde em uma biblioteca e editar à noite no sofá.
- Reúna tarefas cotidianas que você possa terminar até determinada hora do dia. Por exemplo, enviar faturas, fazer uma ligação telefônica etc.

VANTAGENS DE FLUIR	DESVANTAGENS DA DISPERSÃO
Mente concentrada.	Mente vagante.
Só existe o presente.	Pensamos no passado e no futuro.
Nada nos preocupa.	Preocupações da nossa vida cotidiana e pessoas do nosso entorno invadem nossa consciência.
As horas passam voando.	Cada minuto se torna interminável.

VANTAGENS DE FLUIR	DESVANTAGENS DA DISPERSÃO
Sentimento de controle.	Perda do controle. Não conseguimos completar a tarefa, ou outras ocupações/pessoas não nos deixam trabalhar em liberdade.
Alto nível de preparação.	Atua sem estar preparado.
Sabemos o que precisamos fazer em cada momento.	Nós nos atrapalhamos de forma contínua e não sabemos como seguir.
Mente clara que elimina qualquer obstáculo no fluxo do pensamento.	Preocupações, dúvidas constantes, baixa autoestima.
Prazeroso.	Chato e angustiante.
Ambiente livre de distrações.	Ambiente cheio de distrações: internet, televisão, celular, pessoas ao redor.
O ego se dissolve. Não somos nós que controlamos a tarefa em que estamos imersos, é a tarefa que nos pega pela mão e nos guia.	Autocrítica contínua. Ego presente e sentimento de frustração.

O "FLOW" NO JAPÃO:
TAKUMIS, ENGENHEIROS, GÊNIOS E *OTAKUS*

O que existe em comum entre takumis (artesãos), engenheiros, inventores e otakus (fãs de anime e de mangá)? Todos conhecem de maneira intuitiva quão poderoso é fluir com seu ikigai sempre.

Uma das características mais difundidas no mundo a respeito dos japoneses é que eles são muito trabalhadores e dedicados, ainda que, no Japão, alguns digam que aparentam trabalhar muito, mas que, na realidade, não é assim.

O que é indiscutível é sua capacidade de se deixar absorver pela tarefa que têm diante de si, esquecendo-se do passar do tempo, e sua perseverança na hora de resolver um problema.

Às vezes se debruçam sobre tarefas concretas, por menores que sejam, até o limite da obsessão. É uma característica presente em qualquer grupo e ambiente, desde os "aposentados" que cuidam de seus campos de arroz nas montanhas de Nagano até o último detalhe a universitários que trabalham nos fins de semana em um "conbini" (loja aberta 24 horas). O nível de atenção aos detalhes no atendimento ao cliente não é algo exclusivo das lojas que funcionam 24 horas; ele pode ser experimentado em quase todo serviço público quando se viaja ao Japão.

Quem visita Naha, Kanazawa ou Kyoto e entra em alguma de suas lojas de artesanato, se dá conta de que o Japão é uma cornucópia de artesanato tradicional. O país tem uma capacidade especial de inovar em tecnologia e, ao mesmo tempo, manter tradições e técnicas artesanais.

A ARTE DOS TAKUMI

A Toyota emprega "artesãos" que são capazes de criar com as mãos certos tipos de parafuso. Para a empresa, esses takumi (superespecialistas em determinada tarefa manual) são muito importantes, e é difícil substituí-los, já que alguns deles são os únicos que sabem realizar a tarefa e, nesse caso, nada indica que haverá uma nova geração para ficar em seu lugar.

Outro exemplo é o processo de fabricação de agulhas para vitrolas, trabalho que desapareceu em quase todo o mundo, mas continua a ser feito no Japão. Cerca de 90% do mercado de produção é controlado pelas fábricas japonesas restantes, onde estão empregadas as poucas pessoas que sabem utilizar o maquinário para criar essas agulhas de alta precisão; são elas mesmas que tentam passar o conhecimento a seus descendentes.

Visitando Kumano, um pequeno povoado perto de Hiroshima, conhecemos uma takumi. Tínhamos passado um dia inteiro fazendo uma reportagem fotográfica de uma das marcas de pincéis de maquiagem mais conhecidas do Ocidente. A marca é estrangeira, mas a fabricação dos pincéis e de outros utensílios é feita nesse pequeno povoado repleto de fábricas de pincéis de todo tipo, não apenas de maquiagem.

Assim que chegamos a Kumano, somos recebidos por um cartaz de boas-vindas contendo um mascote com um grande pincel. Além dos edifícios de fábricas de pincéis, vemos muitas casinhas com hortas ao redor e, conforme andamos pelas ruas, observamos templos xintoístas à beira das montanhas que cercam a aldeia.

Depois de várias horas fotografando fábricas cheias de pessoas uma ao lado da outra, cada qual fazendo uma única tarefa, desde pintar o cabo dos pincéis até colocá-los em caixas nos caminhões, percebemos que ainda não havíamos encontrado ninguém que estivesse colocando cerdas nas cabeças dos pincéis.

Depois de perguntarmos diversas vezes e recebermos respostas evasivas, o gerente de uma empresa aceitou nos mostrar como faziam esse trabalho. Ele nos levou para fora do hangar e nos convidou a entrar em seu carro.

Depois de cinco minutos, estacionamos ao lado de um pequeno barracão e subimos uma escada. Ele abriu uma porta, e entramos em uma pequena sala com muitas janelas pelas quais passava uma bela luz natural.

No centro da sala havia uma mulher com uma máscara. Podíamos ver apenas seus olhos. Estava tão concentrada escolhendo um por um os pelos para os pincéis, movendo as mãos e os dedos de forma graciosa, usando tesouras e pentes para separar as cerdas, que nem sequer percebeu nossa entrada. Seus movimentos eram tão velozes que era difícil entender o que ela fazia.

O gerente a interrompeu para dizer que íamos fotografá-la enquanto ela trabalhava. Não pudemos ver seu sorriso, mas, pelo brilho em seus olhos e por sua forma alegre de falar, dava para saber que estava sorrindo. Parecia feliz e orgulhosa enquanto falava sobre sua tarefa e responsabilidade.

Foi preciso usar velocidades altíssimas do obturador para congelar seus movimentos e fotografar suas mãos. Elas dançavam e *fluíam* em comunhão com as ferramentas e as cerdas que tinha que organizar.

O presidente nos explicou que essa takumi, ainda que estivesse escondida no barracão, era uma das pessoas mais importantes da empresa. Todos os pelos dos milhares de pincéis fabricados passavam por suas mãos!

STEVE JOBS NO JAPÃO

O cofundador de Apple e adorador do bom gosto e do estilo era um grande fã do Japão. Além de visitar as fábricas da Sony nos anos 1980 e levar muitos de seus métodos para a Apple, também se apaixonou pela simplicidade e qualidade da porcelana japonesa em Kyoto.

Mas não foi um nativo de Kyoto que se tornou o favorito de Steve Jobs. Foi Yukio Shakunaga, um takumi de Toyama que utilizava uma técnica chamada *Etsu Seto-yaki*, dominada por pouquíssimas pessoas.

Durante uma visita a Kyoto, Steve Jobs descobriu que estava acontecendo uma exposição de Yukio Shakunaga. De imediato percebeu que sua porcelana tinha algo especial. Inclusive, comprou várias xícaras, jarras e pratos e voltou à exposição três vezes naquela semana.

Steve Jobs visitou Kyoto várias vezes durante o resto de sua vida em busca de inspiração e acabou conhecendo Yukio Shakunaga em pessoa. Dizem que quase tudo o que Jobs perguntava a Yukio era sobre os detalhes da fabricação e o tipo de porcelana que ele utilizava.

Yukio lhe respondeu que se tratava de porcelana branca das montanhas de Toyama e que ele mesmo a extraía, tornando-se o único artista de sua classe a conhecer o processo de fabricação de objetos de porcelana desde sua origem, um autêntico takumi.

Steve Jobs ficou tão impressionado que pensou em ir a Toyama ver a montanha de onde Yukio extraía a porcelana, mas, ao saber que ficava a mais de quatro horas de trem de Kyoto, desistiu.

Em uma entrevista dada após a morte de Steve Jobs, Yukio afirmou que sentia muito orgulho de saber que sua arte era apreciada pelo criador do iPhone. E acrescentou que a última compra de Steve Jobs com ele havia sido de doze xícaras de chá. Ele pediu que elas fossem especiais e seguissem "um novo estilo". Para fazer isso, Yukio conta que criou 150 xícaras experimentando novas ideias e, ao terminar, elegeu as doze melhores e as enviou à família de Jobs.

Desde a primeira vez que visitou o Japão, Steve Jobs ficou fascinado e inspirado por seus artesãos, sua engenharia (em especial a Sony), sua filosofia (em especial o zen) e também por sua gastronomia (em especial o sushi).[7]

UMA SIMPLICIDADE SOFISTICADA

O que existe em comum entre a culinária, o zen, a engenharia e os artesãos japoneses? A atenção ao detalhe e à simplicidade. Não se trata de uma simplicidade apática, mas sim sofisticada, que busca novas fronteiras, sempre levando o objeto criado, o corpo/mente ou a comida a outro patamar.

Como diria Csikszentmihalyi, mantendo sempre um alto nível de desafio na atividade a fim de se superar, estar sempre em fluxo.

No documentário *O sushi dos sonhos de Jiro* é possível ver outro exemplo de takumi, nesse caso, na culinária. Seu protagonista prepara sushis há mais de oitenta anos todos os dias e tem um pequeno restaurante no subsolo da estação de metrô de Ginza, em Tóquio. Ele e seu filho vão ao mercado de peixe (Tsukiji) e escolhem os melhores para servir no restaurante.

O documentário mostra o filho de Jiro aprendendo a fazer tamagoyaki (um tipo de omelete japonesa) e, por mais que ele treine, o pai nunca o parabeniza. Ele continua praticando por anos e anos até que um dia, enfim, consegue a aprovação do pai.

Por que o filho nunca se rende? Ele não se cansa de cozinhar ovos todos os dias?

Tanto Jiro quanto seu filho são artesãos de comida. Fluem ao cozinhar, não se entediam. Quando estão nessa tarefa, aproveitam ao máximo; para eles é pura felicidade, seu ikigai. Aprenderam a desfrutar de seu trabalho, a convertê-lo em um prazer que faz o tempo parar.

Além da relação próxima entre pai e filho, que os ajuda a manter o desafio diário, eles também trabalham em um ambiente tranquilo e sem estresse, o que favorece a concentração. Mesmo depois de seu negócio ter sido eleito pelo guia Michelin o melhor restaurante de sushi do mundo, eles nunca cogitaram abrir filiais ou expandir.

Servem apenas dez clientes em um balcão de seu pequeno restaurante na estação de metrô de Ginza. Para a família Jiro, as condições de trabalho e um ambiente em que possa fluir ao cozinhar e produzir o melhor sushi do mundo são mais importantes do que o dinheiro.

Tanto Jiro, o cozinheiro de sushi, quanto Yukio Shakunaga começam seu trabalho na origem. Jiro vai ao mercado de peixe escolher o melhor atum; Yukio Shakunaga vai às montanhas escolher a melhor porcelana. Quando se põem a trabalhar, ambos se unem ao objeto. A união com o objeto ao fluir ganha uma dimensão especial no Japão, onde, segundo o xintoísmo, os bosques, as árvores e os objetos têm um *kami* (espírito ou Deus).

A responsabilidade de quem cria algo, seja ele um artista, um engenheiro ou um cozinheiro, é usar a natureza para "dar vida" ao que criou, sempre a respeitando. Enquanto trabalha, o artesão se une ao objeto e flui com ele. Um ferreiro diria que "o ferro tem vida", um ceramista diria que "o barro tem vida". Os japoneses são bons em unir natureza e tecnologia; não é o homem contra a natureza, mas sim a união de ambos.

A PUREZA DE GHIBLI

Algumas pessoas dizem que esses valores do xintoísmo de união com a natureza estão desaparecendo. Um dos maiores críticos desse desaparecimento é outro criador nato com um ikigai muito bem-definido, Hayao Miyazaki, o diretor de filmes de animação do Studio Ghibli.

Em quase todos os seus filmes há conflito entre tecnologia, humanos, fantasia e natureza e, ao fim, eles se dão as mãos. No filme *A viagem de Chihiro*, uma das metáforas mais impactantes é a da poluição dos rios, representada por um deus gordo cheio de lixo.

Nas obras de Miyazaki, os bosques têm personalidade, as árvores têm sentimentos, os robôs fazem amizade com os pássaros... Considerado um tesouro nacional vivo pelo governo japonês, além de reivindicar a reconexão com a natureza, Hayao Miyazaki é um dos artistas que se deixam levar pela tarefa que executa no presente.

Ele não tem computador, continua usando um celular do fim dos anos 1990 e obriga toda a sua equipe a desenhar à mão. Hayao Miyazaki "dirige" seus filmes criando e desenhando até os mínimos detalhes em papel.

Desenhar o faz entrar em estado de fluir; os computadores, não. Graças à obsessão do diretor, o Studio Ghibli é um dos únicos do mundo em que quase todo o processo de produção de animação segue as técnicas tradicionais.

Quem teve a sorte de visitar o Studio Ghibli sabe que, se entrar ali em um domingo, verá, em um canto, alguém trabalhando. Um homem simples que não levantará a cabeça, mas que o cumprimentará com um *ohayo* (bom-dia).

Ali estará o ganhador de vários Oscars passando o domingo sozinho desenhando. Sua paixão é tão grande que ele dedica muitos domingos a desfrutar do fluir, viver seu ikigai acima de qualquer coisa. Também saberão que, sob nenhuma hipótese, devem incomodar Miyazaki, já que ele tem fama de irascível, sobretudo se o interrompem enquanto desenha.

Em 2013, ele anunciou sua aposentadoria. Por isso, o canal de televisão NHK fez uma reportagem especial que mostrava Hayao Miyazaki durante seus últimos dias de trabalho. Em quase todas as cenas ele está desenhando. Uma delas mostra vários de seus colegas de trabalho em uma reunião enquanto ele permanece em um canto desenhando sem escutar os demais. Em outra, Miyazaki aparece caminhando até o estúdio no dia 30 de dezembro (feriado nacional no Japão) e abrindo as portas do Ghibli para passar o dia ali, desenhando sozinho.

No dia seguinte à sua "aposentadoria", em vez de viajar ou ficar em casa, ele se encaminhou para o Studio Ghibli e se sentou para desenhar. Os colegas de trabalho, sem saber o que dizer, fizeram cara de paisagem.

É possível alguém se aposentar de verdade quando é apaixonado pelo faz?

Hayao Miyazaki não pôde parar de desenhar. Um ano depois de sua "aposentadoria", ele declarou que não faria mais longas-metragens, mas que "continuaria desenhando até morrer".

ERMITÕES DO IKIGAI

Não apenas os japoneses gozam dessa capacidade de fluir, no entanto; existem também artistas e cientistas de outras partes do mundo com ikigais muito fortes e definidos. Por isso nunca se aposentam de verdade. Fazem o que gostam até o dia da morte.

A última coisa que Einstein escreveu pouco antes de fechar os olhos pela última vez foi uma de suas fórmulas para tentar unificar todas as forças do Universo. Morreu fazendo o que amava. Se não tivesse seguido a carreira de físico, Einstein com certeza teria sido feliz se dedicando à música. Quando não estava concentrado na física e na matemática, gostava de tocar violino. Fluir trabalhando em suas fórmulas ou tocando esse instrumento, ambos ikigai seus, fazia-o muito feliz.

Muitos desses artistas podem parecer ranzinzas ou ermitões, mas apenas protegem seu tempo de felicidade, às vezes sacrificando outros aspectos da vida. São exemplos de reclusos que aplicam o fluir a seu estilo de vida de forma radical.

Outro exemplo de ermitão é Haruki Murakami. Ao que parece, é muito difícil entrar em contato com ele. Tem apenas um círculo de amigos íntimos e quase nunca aparece em público no Japão.

Os artistas sabem quanto é importante proteger seu espaço, seu entorno e estar livre de distrações para poder fluir com seu ikigai.

MICROFLUIR:
DESFRUTAR DAS TAREFAS COTIDIANAS

Mas o que acontece quando temos, por exemplo, que lavar roupa, cortar a grama do jardim ou preencher formulários burocráticos? É possível converter esses trabalhos cotidianos em missões agradáveis?

Na estação de Shinjuku, um dos centros nevrálgicos de Tóquio, há um supermercado no qual ainda trabalham ascensoristas. Os elevadores são normais e poderiam ser operados pelos clientes, mas a empresa prefere prestar esse serviço de abrir a porta, apertar o botão do andar desejado e fazer uma reverência quando alguém sai.

Quem pergunta, descobre que há uma ascensorista que faz esse trabalho pelo menos desde 2004. Está sempre sorridente e executa sua função com entusiasmo. Como consegue desfrutar dessa tarefa tão fácil à primeira vista? Não se cansa de fazer algo tão simples depois de tantos anos?

Ao prestar um pouco mais de atenção, a pessoa perceberá que a ascensorista não apenas aperta botões: ela executa toda uma sequência de movimentos. Começa com uma saudação aos clientes, entoando a voz como se cantasse, segue com reverências e saudações com as mãos, aperta o botão do elevador com gestos graciosos, como se fosse uma gueixa manipulando uma xícara de chá.

Csikszentmihalyi se refere a essa dimensão do cotidiano como *microfluir*. Todos nós já ficamos entediados em alguma aula na escola ou na faculdade ou em uma conferência e começamos a desenhar algo para nos manter entretidos. Ou nos dedicamos a assobiar enquanto pintamos uma parede. Quando não somos de fato desafiados, nós nos entediamos e acrescentamos complexidade à tarefa para nos manter entretidos.

Nossa habilidade de converter uma tarefa cotidiana em microfluir, em algo que possamos aproveitar, é essencial para sermos "felizes", já que todos precisamos fazer tarefas rotineiras.

Até Bill Gates garante que lava pratos todas as noites. É o homem mais rico do mundo, não teria motivo para isso, mas prefere fazer a tarefa por conta própria. Ele afirma que gosta de lavar louça, que o ajuda a relaxar e a organizar a mente e que tenta melhorar a cada dia, seguindo uma sequência, algumas regras que impôs a si mesmo: pratos primeiro, garfos depois etc.

É um de seus momentos diários de microfluir.

Richard Feynman, um dos físicos mais importantes da história, também aproveitava as tarefas cotidianas. O fundador da Thinking Machines, uma empresa de computadores, o contratou quando ele já era famoso no mundo todo para resolver problemas na concepção de um computador que pudesse processar em paralelo. Ele afirma que Feynman apareceu no primeiro dia e perguntou: "Em que posso ajudar?"

Ainda não havia nada pronto, então propuseram que ele trabalhasse em determinado problema matemático. O físico logo se deu conta de que estavam lhe passando um trabalho pouco relevante apenas para mantê-lo ocupado e disse: "Este problema é uma bobagem. Quero algo realmente importante para fazer."

Mandaram-lhe comprar material de escritório em uma papelaria próxima, e ele foi cumprir sua missão com um sorriso no rosto. Quando não tinha nada importante para fazer ou precisava descansar a mente, Feynman se dedicava a microfluir, por exemplo, pintando as paredes do escritório.

Semanas mais tarde, após uma visita ao prédio da Thinking Machines, alguns investidores da empresa declararam: "Vocês têm um Prêmio Nobel pintando paredes e soldando circuitos do escritório."[8]

FÉRIAS INSTANTÂNEAS: A PORTA DA MEDITAÇÃO

O treinamento da mente pode nos fazer fluir depressa, já que meditar é exercitar os músculos do cérebro.

Existem muitos tipos de meditação, mas o ponto comum entre todos eles é o objetivo: serenar a mente, observar pensamentos e emoções, concentrar a atenção em um único objeto de meditação.

A prática básica prevê se sentar com as costas eretas e se concentrar na respiração. Qualquer pessoa pode meditar, e os resultados são imediatos desde a primeira sessão. Ao se focar apenas no ar que entra e sai pelas narinas, é possível frear a torrente de pensamentos e clarear o horizonte mental.

O SEGREDO DA ARQUEIRA

A ganhadora da medalha de ouro de tiro com arco em 1988 foi uma coreana de apenas dezessete anos. Quando lhe perguntaram sobre seu treinamento, disse que a parte mais importante era meditar duas horas por dia.

A prática da meditação é um método excelente para ensinar a mente a fluir com facilidade, o antídoto contra carregar o smartphone no bolso com todo tipo de notificações ativadas.

Um dos erros mais comuns dos iniciantes é ficar obcecado em meditar "bem", em deixar a mente em branco ou alcançar o "nirvana", quando o importante é se concentrar na viagem.

Levando-se em conta que a mente é uma mistura constante de pensamentos, ideias e emoções, basta deter a "centrífuga" por alguns segundos para notarmos um descanso imediato e uma nova clareza.

De fato, uma das coisas que se aprendem ao meditar é a não se inquietar com nada que passe por nossa tela mental. Ainda que venha à mente a ideia de matar nosso chefe, apenas rotulamos isso como "pensamento" e o deixamos passar como uma nuvem, sem julgá-lo nem negá-lo.

É um pensamento, nada mais. Um entre os sessenta mil diários, segundo alguns cientistas.

A meditação gera ondas alfa e theta no cérebro. Elas surgem rapidamente em quem tem experiência e podem demorar meia hora para aparecer em um principiante. Essas ondas de relaxamento são as mesmas ativadas antes de dormir, ao descansar tomando sol ou logo depois de um banho quente.

É por isso que todos nós carregamos um balneário em nossa mente capaz de nos proporcionar férias instantâneas. Basta apenas saber entrar nele, algo que todo mundo pode fazer por meio da prática.

VI

INSPIRAÇÕES DOS CENTENÁRIOS

Tradições e lemas vitais de Ogimi para uma existência longa e feliz

Para chegar a Ogimi, tivemos que voar quase três horas de Tóquio até Naha, a capital de Okinawa.

Havíamos entrado em contato muitos meses antes com o conselho municipal da "aldeia dos centenários" para explicar a razão da nossa viagem e nossa intenção de entrevistar os mais velhos do povoado.

Depois de muita conversa, enfim recebemos ajuda dos funcionários e pudemos alugar uma casa perto da aldeia.

Um ano após o início do projeto, estávamos prestes a conhecer os mais velhos do mundo.

Logo nos demos conta de que a aldeia parecia ter parado no tempo, como se todos vivessem um presente sem fim.

CHEGADA A OGIMI

Depois de duas horas de viagem de carro partindo de Naha, finalmente pudemos dirigir sem nos preocupar com o trânsito. À direita, o mar e a praia deserta; à esquerda, montanhas tomadas pela *Yanbaru*, a floresta de Okinawa.

Depois de cruzar Nago, a cidade onde se produz a cerveja Orion, da qual os okinawanos tanto se orgulham, a autoestrada 58 segue margeando o mar até chegar aos limites da cidade de Ogimi.

De tempos em tempos surgem casinhas e lojas instaladas no pouco espaço de terra entre a autoestrada e a subida da montanha.

Ao entrarmos oficialmente no território de Ogimi, passamos por várias zonas com casas espalhadas aqui e ali, mas parece não haver um centro no povoado.

O GPS enfim nos leva a nosso destino, o Centro de Apoio e Promoção do Bem-estar do conselho municipal de Ogimi.

É um edifício feio de concreto em uma das saídas da autoestrada 58.

Entramos pela porta dos fundos, onde Taira nos espera. Perto dele surge uma senhora muito pequena e sorridente que se apresenta como Yuki. Em seguida, outras duas se levantam de seus lugares, onde trabalhavam com computadores, e nos levam a uma sala de reunião.

Eles nos servem chá verde e dão duas shikuwasa a cada um de nós.

Taira é o chefe do departamento de bem-estar do conselho municipal. Vestindo um terno formal, ele se senta diante de nós e abre uma agenda e um arquivo. Yuki se senta ao lado dele.

No arquivo de Taira estão listados todos os habitantes do povoado, organizados por idade em cada "clube". Taira nos informa que uma das características de Ogimi é que todo mundo tem um grupo de pessoas (um clube ou moai) destinado a ajudar uns aos outros.

Os grupos não têm nenhum objetivo concreto, simplesmente funcionam quase como uma família. Também nos conta que em Ogimi muitas coisas são feitas mais por voluntariado do que por dinheiro. Todo mundo se oferece para colaborar, e o conselho municipal se encarrega de organizar as tarefas. Dessa forma, todos se sentem parte da comunidade e podem ser úteis para o povoado.

Ogimi é o penúltimo povoado antes de Cabo Hedo, no extremo norte da maior ilha do arquipélago.

Do alto de uma das montanhas, podemos ver toda a extensão da aldeia e percebemos que quase tudo na floresta Yanbaru é verde. Em seguida, nós nos perguntamos onde se escondem os 3.200 habitantes. É possível ver algumas casas, mas elas ficam espalhadas em pequenos grupos próximos ao mar ou em algum dos pequenos vales cortados por uma estrada secundária.

UMA VIDA EM COMUNIDADE

Fomos convidados a almoçar em um dos poucos restaurantes do município, mas, quando chegamos, as únicas três mesas do estabelecimento já estavam reservadas.

— Não tem problema, vamos ao restaurante Churaumi, que nunca fica cheio — sugeriu Yuki, caminhando de volta para seu carro.

Ela tem 88 anos, mas ainda dirige com orgulho. Seu copiloto tem 99 anos e também decidiu passar o dia conosco.

Tivemos que seguir seu carro a toda a velocidade, avançando sem parar por uma estrada que às vezes tinha mais terra do que asfalto. Chegamos, enfim, ao outro lado da floresta, onde finalmente pudemos sentar e comer.

— Não costumo ir a restaurantes, quase tudo o que como vem da minha horta — explicou Yuki ao sentarmos. — E o peixe eu compro do Tanaka, meu amigo de toda a vida.

O restaurante ficava à beira-mar e parecia saído do planeta Tatooine, de *Star Wars*. O cardápio informava, em letras garrafais, que serviam comida caseira feita com verduras orgânicas produzidas no povoado.

— Mas, bem, a comida é o de menos — continuou Yuki, que é extrovertida e também um pouco convencida.

Ela gosta de falar de seu papel como diretora de várias associações do conselho municipal.

— A comida não prolonga a vida; o segredo é sorrir e se divertir — afirmou, levando à boca um pedaço da diminuta sobremesa que fazia parte do menu do dia.

Em Ogimi não há bares e existem apenas dois restaurantes, mas os habitantes levam uma vida social muito rica que gira em torno de centros comunitários. O município é organizado em dezessete vizinhanças, cada uma com seu presidente e diferentes responsáveis por diversas categorias: cultura, festivais, atividades sociais e longevidade.

Esta última recebe grande atenção.

Fomos convidados para ir ao centro de reuniões de uma das dezessete vizinhanças. É um edifício antigo próximo a uma ladeira de uma das montanhas da floresta Yanbaru, habitada pelo duende Bunagaya, o mascote do povoado.

OS DUENDES BUNAGAYA DA FLORESTA YANBARU

Os bunagaya são criaturas mágicas que habitam a floresta Yanbaru de Ogimi e os povoados no entorno. Esses seres são representados como crianças com um longo cabelo vermelho. Gostam de se esconder nas árvores *gajomaru* e descer até a praia para pescar.

Os duendes bunagaya são protagonistas de muitos contos e fábulas de Okinawa. São travessos, piadistas e costumam mudar de ideia ou de opinião muito rápido, tornando-se criaturas imprevisíveis.

Os habitantes locais dizem que os bunagaya amam as montanhas, os rios, o mar, as árvores, a terra, o vento, a água e os animais e que quem deseja ser amigo deles deve demonstrar respeito pela natureza.

UMA FESTA DE ANIVERSÁRIO

Ao entrarmos no centro de vizinhos do distrito, fomos recebidos por mais de vinte idosos que nos disseram com orgulho: "O mais jovem de nós tem 83 anos!"

Fizemos as entrevistas em uma grande mesa bebendo chá verde e, ao terminarmos, fomos levados a um salão de festas onde celebramos o aniversário de três deles: uma senhora que chegava aos 99 anos, outra que fazia 94 e um "rapazinho" que acabava de completar os 89.

Cantamos várias canções populares da aldeia e terminamos com o clássico "Parabéns para você". A senhora de 99 anos soprou as velas e agradeceu a todos os presentes. Degustamos o bolo caseiro com *shikuwasa* e, em seguida, dançamos e festejamos como se aquele fosse o aniversário de jovens de vinte e poucos anos.

Essa foi a primeira, mas não a última, festa a que comparecemos durante nossa semana na aldeia. Também dividimos o karaokê com anciãos que cantam melhor do que nós e conhecemos o festival tradicional com bandas locais, bailarinas e barraquinhas de comida na encosta de uma montanha.

CELEBRAR JUNTOS CADA DIA

Festa e celebração parecem ser os componentes essenciais do estilo de vida de Ogimi.

Convidaram-nos para uma partida de *gateball*, um dos esportes mais praticados pelos moradores de Okinawa. É uma espécie de bocha em que se usa um taco para bater na bola. Esse esporte leve pode ser praticado em qualquer lugar e é uma desculpa para se divertir em grupo e movimentar o corpo. Há competições locais e não existe limite de idade.

Nós participamos do jogo semanal e perdemos de uma senhora que acabara de completar 104 anos. Todos os presentes aplaudiram e riram muito ao ver nossas caras de perdedores.

Além de jogar e celebrar em comunidade, a espiritualidade também desempenha um papel muito importante na felicidade dos habitantes de Ogimi.

OS DEUSES DE OKINAWA

A religião originária dos reinos de Okinawa é conhecida como *ryukyu shinto*. Ryukyu é o nome original do arquipélago de Okinawa e Shinto significa "O caminho dos deuses".[1] Ryukyu shinto mistura elementos do taoismo chinês, do confucionismo, do budismo e do xintoísmo, assim como do xamanismo e do animismo.

Segundo essa crença ancestral, o mundo está povoado por uma infinidade de espíritos de diversos tipos: os espíritos das casas, dos bosques, das árvores, das montanhas... É importante satisfazer esses espíritos por meio de rituais, festivais e pela determinação de zonas sagradas.

Okinawa é cheia de florestas e bosques considerados sagrados. Neles encontramos dois tipos principais de templos: o *utaki* e o *uganju*.

Nós visitamos, por exemplo, um uganju ao lado da cachoeira de Ogimi que é um pequeno templo ao ar livre onde ficam incensos e moedas.

O utaki é um pequeno monte de pedras aparentemente ordenadas em que se reza e, de acordo com a tradição, acumulam-se espíritos e duendes.

Na religião de Okinawa, a mulher é considerada superior ao homem em termos de espiritualidade, o inverso do que acontece no xintoísmo tradicional do restante do Japão. Por isso, o poder espiritual pertence às mulheres. As *yuta* são médiuns eleitas nos povoados para se comunicarem com o mundo dos espíritos em rituais tradicionais.

O respeito aos antepassados também é muito importante. Por isso, na casa do primogênito das famílias de Okinawa costuma haver um *butsudan*, que é um pequeno altar no qual são feitas oferendas aos ancestrais da família e se reza por eles. O alto valor dado aos antepassados é, de fato, algo comum a todos os japoneses.

MABUI

O *mabui* é a essência de cada pessoa como ser vivo. É nosso espírito e nossa fonte de energia vital. O mabui é imortal e nos torna únicos.

Às vezes, o mabui de uma pessoa morta fica preso em outra viva. Isso requer um ritual de separação para liberar o mabui do falecido. Costuma ser necessário quando alguém morre de repente — sobretudo se for jovem — e o mabui não quer seguir para o plano dos mortos.

O mabui também pode ser transferido por contato. Se uma avó deixa um anel de herança para sua neta, transfere parte de seu mabui. As fotografias também são um meio de transferi-lo de uma pessoa para outra.

QUANTO MAIS VELHOS, MAIS FORTES

Analisando em retrospectiva, nossos dias em Ogimi foram intensos, mas, ao mesmo tempo, relaxantes. Um pouco parecidos com o estilo de vida dos habitantes, que aparentavam estar sempre ocupados com tarefas importantes, mas, quando observados de perto, era possível perceber que faziam tudo com calma. Seguindo sempre seu ikigai, mas sem pressa.

Eles não apenas parecem alegremente ocupados, mas também percebemos que seguem os princípios para felicidade que Washington Burnap definiu há duzentos anos: grandes elementos essenciais para a felicidade nesta vida são algo para fazer, algo para amar e algo pelo que ter esperança."[2]

No último dia, fomos comprar presentes em um pequeno mercado na saída do povoado. Ali se vendem apenas verduras produzidas no povoado, chá verde e suco de shikuawasa, além de garrafas de água em cujo rótulo se lê "água da longevidade", procedente de um manancial escondido na floresta Yanbaru.

Compramos a "água da longevidade" e bebemos no estacionamento do mercado, olhando o mar, com a esperança de que aquela garrafinha que parecia conter uma poção mágica nos trouxesse saúde, vida longa e nos ajudasse a encontrar nosso ikigai.

Tiramos uma foto ao lado de uma estátua de um duende bunagaya e nos aproximamos pela última vez para ler a inscrição:

DECLARAÇÃO DO POVOADO
MAIS LONGEVO DO MUNDO

Aos oitenta ainda sou uma criança.
Quando vier me buscar aos noventa,
Esqueça-se de mim e espere até que eu faça cem.
Quanto mais velhos, mais fortes,
e nada de deixar que nossos filhos nos mimem.
Se deseja vida longa e saúde, é bem-vindo à nossa aldeia,

onde receberá as bênçãos da natureza
e descobriremos juntos os segredos da longevidade.

3 de abril de 1993
Federação de Clubes de Anciãos da Aldeia Ogimi

AS ENTREVISTAS

Ao longo de uma semana, fizemos um total de cem entrevistas, nas quais perguntamos aos anciãos sobre sua filosofia de vida ou ikigai e o segredo para uma vida longa e ativa. Filmamos com duas câmeras a fim de realizar um pequeno documentário e selecionamos para esta seção do livro as entrevistas que consideramos mais significativas e inspiradoras.

Trata-se de pessoas na casa dos cem anos ou que já passaram dessa idade e que nos permitiram reunir os segredos de sua longevidade nos seguintes pontos:

1. Não se preocupar

"O segredo para uma vida longa é não se preocupar e ter um coração tranquilo, não o deixar envelhecer. Abri-lo às pessoas com um bom sorriso no rosto. Se você sorri e abre o coração, seus netos e todo o mundo vão querer vê-lo."

"A melhor maneira de não se angustiar é ir para a rua e cumprimentar as pessoas. Faço isso todos os dias. Vou para a rua e digo: 'Bom dia!' 'Até logo!'. Depois volto para casa e cuido da horta. À tarde, vou ver meus amigos."

"Aqui todos se dão bem. Procuramos não criar problemas. Passamos tempo juntos e nos divertimos, isso é tudo."

2. Boas rotinas

"Minha alegria é me levantar todas as manhãs às seis e abrir a cortina para olhar o quintal que tenho aqui ao lado para cultivar verduras. Depois vou à horta ver os tomates, as tangerinas... Adoro observar tudo isso, me relaxa. Depois de passar uma hora no quintal, volto para casa e preparo o café da manhã."

"Planto a minha verdura e a cozinho por conta própria, esse é meu ikigai."

"O segredo para não se atordoar com a idade está nos dedos. Dos dedos até a cabeça e outra vez ao contrário. Se continuar movendo os dedos e trabalhando, chegará aos cem anos."

"Eu me levanto todos os dias às quatro da manhã. Programo o despertador para essa hora a fim de tomar um café e começar a fazer exercício, levantando os braços. Isso me dá energia para o resto do dia."

"Como de tudo, acho que esse é o segredo. Gosto de variar a comida porque é delicioso."

"Trabalhar. Se não trabalha, seu corpo estraga."

"Quando me levanto, vou até o butsudan (o templo familiar) para acender um incenso. É preciso levar em conta os antepassados. É a primeira coisa que faço todas as manhãs."

"Eu me levanto todo dia à mesma hora, cedo, e passo a manhã na horta. Uma vez por semana me reúno com os amigos para dançar."

"Faço exercícios diariamente e, todas as manhãs, dou um pequeno passeio."

"Nunca deixo de fazer meus exercícios de *taiso* [técnica de ginástica japonesa] ao me levantar."

"Comer verdura, isso faz viver muito."

"Uma vida longa depende apenas de três coisas: exercício para a saúde, comer bem e se reunir com as pessoas."

onde receberá as bênçãos da natureza
e descobriremos juntos os segredos da longevidade.

3 de abril de 1993
Federação de Clubes de Anciãos da Aldeia Ogimi

AS ENTREVISTAS

Ao longo de uma semana, fizemos um total de cem entrevistas, nas quais perguntamos aos anciãos sobre sua filosofia de vida ou ikigai e o segredo para uma vida longa e ativa. Filmamos com duas câmeras a fim de realizar um pequeno documentário e selecionamos para esta seção do livro as entrevistas que consideramos mais significativas e inspiradoras.

Trata-se de pessoas na casa dos cem anos ou que já passaram dessa idade e que nos permitiram reunir os segredos de sua longevidade nos seguintes pontos:

1. Não se preocupar

"O segredo para uma vida longa é não se preocupar e ter um coração tranquilo, não o deixar envelhecer. Abri-lo às pessoas com um bom sorriso no rosto. Se você sorri e abre o coração, seus netos e todo o mundo vão querer vê-lo."

"A melhor maneira de não se angustiar é ir para a rua e cumprimentar as pessoas. Faço isso todos os dias. Vou para a rua e digo: 'Bom dia!' 'Até logo!'. Depois volto para casa e cuido da horta. À tarde, vou ver meus amigos."

"Aqui todos se dão bem. Procuramos não criar problemas. Passamos tempo juntos e nos divertimos, isso é tudo."

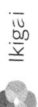

2. Boas rotinas

"Minha alegria é me levantar todas as manhãs às seis e abrir a cortina para olhar o quintal que tenho aqui ao lado para cultivar verduras. Depois vou à horta ver os tomates, as tangerinas... Adoro observar tudo isso, me relaxa. Depois de passar uma hora no quintal, volto para casa e preparo o café da manhã."

"Planto a minha verdura e a cozinho por conta própria, esse é meu ikigai."

"O segredo para não se atordoar com a idade está nos dedos. Dos dedos até a cabeça e outra vez ao contrário. Se continuar movendo os dedos e trabalhando, chegará aos cem anos."

"Eu me levanto todos os dias às quatro da manhã. Programo o despertador para essa hora a fim de tomar um café e começar a fazer exercício, levantando os braços. Isso me dá energia para o resto do dia."

"Como de tudo, acho que esse é o segredo. Gosto de variar a comida porque é delicioso."

"Trabalhar. Se não trabalha, seu corpo estraga."

"Quando me levanto, vou até o butsudan (o templo familiar) para acender um incenso. É preciso levar em conta os antepassados. É a primeira coisa que faço todas as manhãs."

"Eu me levanto todo dia à mesma hora, cedo, e passo a manhã na horta. Uma vez por semana me reúno com os amigos para dançar."

"Faço exercícios diariamente e, todas as manhãs, dou um pequeno passeio."

"Nunca deixo de fazer meus exercícios de *taiso* [técnica de ginástica japonesa] ao me levantar."

"Comer verdura, isso faz viver muito."

"Uma vida longa depende apenas de três coisas: exercício para a saúde, comer bem e se reunir com as pessoas."

3. Cultivar as amizades todos os dias

"Reunir-me com meus amigos é meu ikigai mais importante. Aqui nos encontramos e conversamos; é muito importante. Sempre tenho em mente o próximo dia em que vamos nos encontrar. É o que eu mais gosto na vida."

"Meu hobby principal é me encontrar com os vizinhos e com os amigos."

"Falar todos os dias com as pessoas de quem se gosta, esse é o segredo para uma vida longa."

"'Bom dia! Até logo!', digo às crianças que vão ao colégio. Cumprimento todos os que passam de carro: 'Vá com cuidado!' De 7h20 a 8h15, permaneço de pé na rua saudando as pessoas. Quando todos se vão, volto para casa."

"Conversar e tomar chá com os vizinhos: isso é o melhor da vida. E cantar juntos."

"Eu me levanto às cinco todas as manhãs, saio de casa e desço até o mar. Depois vou à casa de uma amiga e tomamos chá. Este é o segredo de uma vida longa: reunir-se com todos e ir de um lado para outro."

4. Viver sem pressa

"Meu segredo para uma vida longa é dizer sempre a mim mesmo 'devagar', 'calma'. Sem pressa se vive muito mais."

"Todos os dias trabalho com vime, esse é meu ikigai. Ao despertar, minha primeira atividade é rezar. Depois faço exercício e tomo café da manhã. Às sete começo a trabalhar com as tiras de vime tranquilamente. Às cinco da tarde, quando me canso, vou me reunir com os amigos."

"Fazer muitas coisas todos os dias. Estar sempre ocupada, mas uma coisa depois da outra, sem afobação."

"O segredo de uma vida longa é dormir cedo, levantar cedo e passear. Viver com calma e desfrutar das coisas. Se dar bem com os amigos. Primavera, verão, outono, inverno... Desfrutar de todas as estações com felicidade."

5. *Otimismo*

"Todos os dias digo a mim mesmo: 'Hoje vai ser um dia com saúde e energia'. Ao máximo."

"Tenho 98 anos, mas ainda me considero jovem. Tenho muito o que fazer."

"Rir, rir é o mais importante. Aonde quer que eu vá, eu rio."

"Chegarei aos cem. Claro que chegarei! Essa é uma grande motivação para mim."

"Cantar e dançar com os netos, isso é o melhor da vida."

"Eu me sinto feliz por ter nascido aqui. Agradeço todos os dias."

"O mais importante em Ogimi e na vida é sorrir."

"Sou voluntária na aldeia para devolver um pouco de tudo o que recebi. Ajudo, por exemplo, amigos e amigas a ir ao hospital com meu carro."

"Não há nenhum segredo. O truque é simplesmente viver."

SEGREDOS DO ESTILO DE VIDA DE OGIMI

- Todos os entrevistados têm uma horta, e a maioria deles, campos inteiros de plantações de chá, shikuwasa, mangas etc.
- Todos pertencem a alguma associação de bairro na qual se sentem queridos como se fizessem parte de uma família.

- Celebram muito, inclusive as pequenas coisas. A música, cantar e dançar são parte essencial de seu cotidiano.
- Têm uma missão importante na vida, ou até várias.
- Têm um ikigai, mas não o levam muito a sério. São tranquilos e desfrutam do que fazem.
- Têm muito orgulho de suas tradições e da cultura local.
- Demonstram paixão por tudo o que fazem, mesmo que a tarefa pareça não ser tão importante.
- O *yui-maru*, que poderia ser traduzido como "espírito de cooperação mútua", está fincado no coração dos habitantes. Eles não apenas se ajudam em trabalhos agrícolas, como na colheita de cana-de-açúcar ou na semeadura do arroz, mas também na hora de construir uma casa ou de trabalhar como voluntários em obras públicas. Nosso amigo Miyagi, com quem jantamos no último dia, nos contou que estava construindo uma casa nova com a ajuda de todos os seus amigos e que poderíamos nos hospedar nela quando voltássemos a Ogimi.
- Estão sempre ocupados, mas com tarefas diversas, o que lhes permite relaxar. Não vimos nenhum idoso sentado em um banco sem fazer nada. Estão sempre se movendo de um lado a outro, indo ao karaokê, à reunião de vizinhos ou à partida seguinte de gateball.

VII
A DIETA IKIGAI

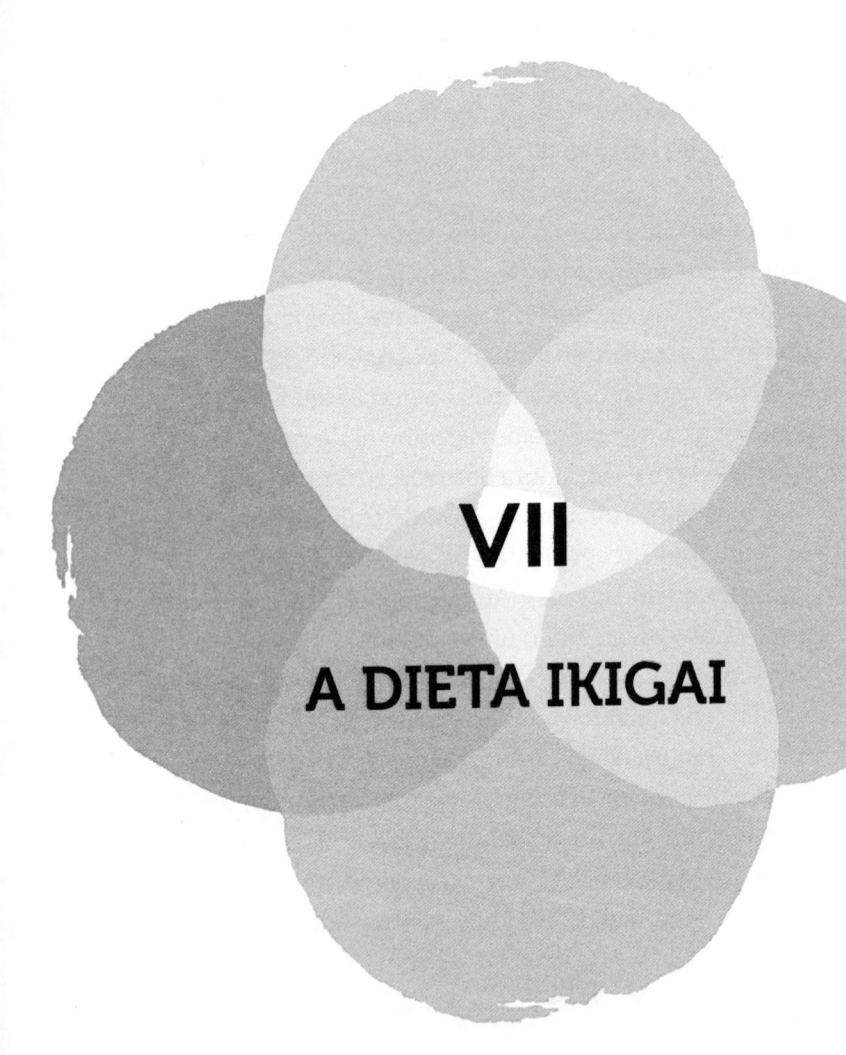

O que comem e bebem os mais longevos do mundo

De acordo com dados da Organização Mundial de Saúde, o Japão é o país com a maior expectativa de vida do mundo. A dos homens é de 85 anos e a das mulheres, de 87,3 anos.

Graças ao clima e à dieta mediterrânea, a Espanha segue o Japão de perto. No país ibérico, os homens vivem em média 79,5 anos e as mulheres, 85.

Além disso, o Japão tem o maior índice de centenários do mundo, como já vimos: mais de 452 para cada um milhão de habitantes (dados de julho de 2014).

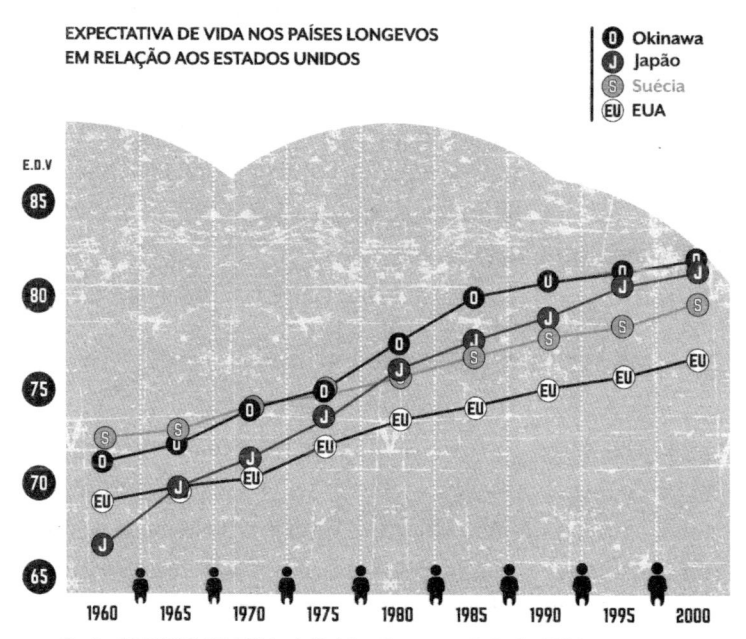

EXPECTATIVA DE VIDA NOS PAÍSES LONGEVOS
EM RELAÇÃO AOS ESTADOS UNIDOS

O Okinawa
J Japão
S Suécia
EU EUA

Fonte: OMS 1966; Ministério da Saúde e Bem-estar do Japão 2004, Departamento de Saúde e Serviço Social dos EUA/CDC 2005.

A expectativa de vida no Japão é muito alta, mas há bastante variação dependendo das províncias. Nesse gráfico em que se comparam as expectativas de vida dos habitantes do Japão, da Suécia, dos Estados Unidos e de Okinawa (província japonesa), é possível ver como a expectativa de vida do Japão é alta e que Okinawa ocupa a primeira posição com ampla distância desde os anos 1970.

Okinawa foi uma das províncias mais afetadas pela guerra. Por causa das mortes em combate e também da fome e da falta de recursos no final do conflito, a expectativa média de vida dos okinawanos nos anos 1940 e 1950 não era muito alta. No entanto, conforme foram se recuperando da destruição, alcançaram a posição dos mais longevos do país.

Quais são os segredos da vida longa dos japoneses? O que Okinawa tem de especial para ser a número 1 dentro do número 1?

Os pesquisadores destacam, por exemplo, que ela é a única província do Japão sem trens. Seus habitantes são obrigados a caminhar. Também é a única província que conseguiu seguir a recomendação do governo japonês de consumir menos de dez gramas de sal por dia.

A DIETA MILAGROSA DE OKINAWA

Nessa ilha ao sul do Japão, o índice de mortes em decorrência de problemas cardiovasculares é dos mais baixos do país e, sem dúvida, a alimentação tem muito a ver com isso. Não é por acaso que "a dieta de Okinawa" ocupa com frequência informes sobre alimentação por todo o mundo.

Os dados mais sérios da dieta de Okinawa e mais utilizados em livros e artigos são oriundos dos estudos de

Makoto Suzuki, um cardiologista da Universidade de Ryukyu que publicou mais de setecentos artigos científicos sobre a dieta e o envelhecimento em Okinawa desde os anos 1970. J. Willox e C. Willox se uniram à equipe de pesquisa de Makoto Suzuki e concentraram todo o conhecimento em um livro considerado a bíblia do tema, *The Okinawa Program*.[1] Depois de estudar durante 25 anos a alimentação na ilha dos mais longevos, eles chegaram às seguintes conclusões:

- Os nativos comem uma *variedade de alimentos muito grande, sobretudo de origem vegetal*. A variedade parece ser bastante importante nesse ponto. Um estudo realizado com centenários de Okinawa revelou que eles consomem 206 alimentos diferentes de forma regular, incluindo especiarias. Em termos diários, descobriu-se que fazia parte da dieta dos centenários uma média de dezoito alimentos diferentes por dia, o que contrasta com a pobreza da nossa cultura do *fast-food*.
- *Comem ao menos cinco porções de verdura ou fruta por dia*. Ao menos sete tipos de verduras e frutas são consumidos todos os dias pela população. A técnica mais simples para saber se a alimentação é variada o bastante é a da "variedade de cor" à mesa. Em uma mesa com pimentões vermelhos, cenouras, espinafre, couve-flor e berinjela, por exemplo, conseguimos muita cor e variedade. As verduras, as raízes, os legumes e os derivados de soja como o tofu são os alimentos mais comuns na dieta de Okinawa. Mais de 30% das calorias diárias provêm das verduras

- *Os cereais são a base da dieta.* Os japoneses comem arroz branco todos os dias e o complementam com macarrão soba ou udon, os dois principais tipos de massa. O arroz também é a comida mais consumida em Okinawa.
- *Consomem pouco açúcar de forma direta* e, quando o fazem, ingerem apenas o açúcar da cana. Nós, autores deste livro, podemos garantir isso, já que todas as manhãs atravessávamos de carro inúmeras plantações de cana-de-açúcar a caminho de Ogimi. Até bebemos um copo de caldo de cana ao lado do castelo de Nakajin. Junto à barraquinha, havia um cartaz mencionando um estudo sobre os efeitos da cana-de-açúcar contra o câncer.

Além desses princípios da dieta de Okinawa, é importante destacar que a população da ilha come peixe três vezes por semana, em média, e que, diferentemente do que acontece em outras partes do Japão, a carne mais consumida é a de porco, ainda que apenas uma ou duas vezes por semana.

Os estudos de Makoto Sukuki também indicam que:

- Os okinawanos ingerem, em geral, um terço da quantidade de açúcar que o restante do Japão consome, o que significa que doces e chocolates estão muito menos presentes em seus hábitos alimentares.
- Consomem quase a metade da quantidade de sal que os demais japoneses. São sete gramas por dia, ao passo que a média do restante do país é de doze.
- Ingerem menos calorias por dia: 1.785. No restante do país, a média é de 2.068. De fato, o baixo consumo calórico é comum nas cinco zonas azuis.

HARA HACHI BU

Isso nos leva de volta à lei dos 80% que já mencionamos no primeiro capítulo, chamada de *hara hachi bu* em japonês. Aplicar esse princípio é muito fácil: quando sentir que está quase cheio e que poderia comer mais alguma coisa, não coma!

Uma forma muito fácil de começar a aplicar o hara hachi bu é deixando de comer sobremesas. Ou reduzindo um pouco a porção que costuma comer. Você deve ter um pouco de fome ao terminar a refeição.

Por isso mesmo, as porções servidas no Japão costumam ser muito menores do que no Ocidente. A comida não vem dividida em entrada, primeiro prato e sobremesa como na Espanha, por exemplo. O típico é combinar tudo em vários pratinhos pequenos: um com arroz, um com verduras, uma tigela com sopa de missô, uma com algo para petiscar. A apresentação da comida em recipientes pequenos ajuda a não comer demais, além de facilitar a variedade de que falamos no início do capítulo.

As origens do hara hachi bu são milenares. No livro do século XII *Zazen Yokijinki* sobre a prática do zen, recomenda-se aos praticantes comer até dois terços do que de fato desejam. Comer menos do que se tem vontade é algo comum à dieta de todos os templos budistas no Oriente. É provável que os benefícios da restrição calórica sejam conhecidos de forma intuitiva pela religião budista há nove séculos ou mais.

COMER MENOS, ENTÃO, PROLONGA A VIDA?

Essa é uma evidência que poucos se atrevem a questionar. Sem chegar ao limite da subnutrição, comer menos calorias do que o corpo pede parece ser um otimizador da longevidade. O segredo para consumir poucas calorias e ser saudável é comer muitos alimentos com alto valor nutritivo, conhecidos em inglês como *superfoods* (superalimentos), e restringir os que têm excesso de *calorias vazias*, cujo aporte energético não é aproveitado pelo ser humano.

A *restrição calórica* de que falamos é uma das técnicas mais eficazes para ganhar anos de vida. Tanto os experimentos com ratos de laboratório quanto os estudos realizados em zonas azuis demonstraram que passar um pouco de "fome" — a famosa lei dos 80% — prolonga a juventude do corpo. Se ele tem sempre calorias o suficiente, ou mesmo em excesso, se torna mais lento e se desgasta, despendendo uma grande quantidade de energia para digerir os alimentos.

Um dos benefícios da restrição calórica é que ela reduz os níveis de IGF-1 (fator de crescimento insulínico tipo 1), uma proteína que tem um papel muito importante no processo de envelhecimento. Uma das razões pelas quais tanto os animais quanto os humanos envelhecem é a presença de uma quantidade excessiva de IGF-1 no sangue.[2]

Ainda não se sabe se a restrição calórica irá prolongar a expectativa de vida dos seres humanos, mas cada vez mais dados indicam que a restrição moderada de calorias no combate a obesidade, diabetes tipo 2, inflamações, hipertensão e doenças cardiovasculares, além de reduzir fatores de riscos metabólicos relacionados ao câncer.[3]

Se nossa rotina laboral não nos permite pôr em prática a lei dos 80% todos os dias, uma alternativa é jejuar um ou dois dias por semana. A dieta "5:2", que está na moda nos Estados Unidos, recomenda jejuar dois dias por semana (menos de 500 calorias nos dias de jejum) e comer normalmente nos outros cinco dias.

Jejuar ajuda o sistema digestivo a descansar e se depurar, entre muitos outros benefícios.

15 ANTIOXIDANTES NATURAIS DA DIETA DE OKINAWA

Os antioxidantes são moléculas que retardam a oxidação das células, neutralizando os radicais livres que danificam o corpo e provocam seu envelhecimento. É bastante conhecido o poder antioxidante do chá verde, do qual adiante falaremos mais.

Os 15 alimentos-chave para a vitalidade dos okinawanos graças a seu alto teor de antioxidantes e por serem consumidos quase todos os dias são os seguintes:

- Tofu
- Missô
- Bonito
- Cenoura
- Goyá (uma verdura verde e amarga)
- Kombu (um tipo de alga)
- Repolho
- Nori (alga)
- Cebola
- Brotos de soja

- Hechima (um tipo de pepino)
- Grãos de soja (cozidos ou crus)
- Batata-doce
- Pimentões
- Chá *sanpincha*

O CHÁ SANPINCHA: A INFUSÃO QUE REINA EM OKINAWA

Esse é o chá mais consumido em Okinawa. Trata-se de uma mistura de chá verde e flores de jasmim. O equivalente mais próximo no Ocidente é o chá de jasmim, que em geral vem da China. Um estudo realizado por Hiroko Sho na Universidade de Okinawa chegou à conclusão de que o chá de jasmim baixa os níveis de colesterol no sangue.[4]

Em Okinawa, o chá sanpincha é encontrado em todo tipo de formato e está presente em todas as máquinas de bebidas pelas ruas.

Além dos benefícios antioxidantes do chá verde, também inclui os benefícios do jasmim:

- Reduz o risco de infartos.
- Fortalece o sistema imunológico.
- Ajuda a aliviar o estresse.
- Reduz os níveis de colesterol.

Os okinawanos tomam em média três xícaras de chá de sanpincha por dia.

No Ocidente pode ser difícil encontrar essa mistura exata, mas podemos optar pelo chá de jasmim ou por um chá verde de alta qualidade.

OS SEGREDOS DO CHÁ VERDE

Essa infusão foi considerada há séculos um produto de alto poder medicinal. Estudos recentes confirmaram tais propriedades e atestaram a influência dessa planta milenar na longevidade de quem a consome com frequência.

Proveniente da China, onde existe há milênios, somente foi exportada ao resto do mundo alguns poucos séculos atrás.

Diferentemente de outros chás, e graças à sua secagem ao ar livre sem fermentação, o chá verde conserva seus princípios ativos mesmo depois de seco e triturado. Por isso apresenta uma grande quantidade de efeitos positivos na saúde:

- Controla o colesterol.
- Reduz os níveis de açúcar no sangue.
- Regula o fluxo sanguíneo.
- Protege contra a gripe graças à sua vitamina C.
- Favorece os ossos, graças a seu alto teor de fluoreto.
- Protege contra algumas infecções bacterianas.
- Protege contra a radiação solar.
- Tem efeitos depurativos e diuréticos.

O chá branco, com uma taxa ainda maior de polifenóis, pode ser até mais potente contra o envelhecimento. De fato, ele é considerado o produto natural com maior poder antioxidante do mundo. Tanto é que uma infusão de chá branco pode equivaler a cerca de uma dúzia de copos de suco natural de laranja.

Resumindo: tomar chá verde ou branco todos os dias pode ajudar a reduzir a quantidade de radicais livres e, dessa forma, manter a juventude por mais tempo.

OGIMI, UM CASO À PARTE

Chamado também de "aldeia dos centenários", é o povoado com maior longevidade de Okinawa.

Além de viverem mais, os habitantes de Ogimi também se mantêm com saúde por mais tempo. Não é raro ver pessoas com mais de 90 anos andando de moto ou centenários caminhando e cuidando de suas hortas.

Em comparação ao resto do Japão, em Ogimi consome-se:

- Três vezes mais verduras todos os dias.
- 1,5 mais legumes (soja).
- Mais algas e peixe que no restante do país.
- Arroz em uma quantidade inferior à media nacional japonesa.

O PODER DAS SHIKUWASAS

Essa fruta é o cítrico por excelência de Okinawa, e o maior produtor de todo o Japão é Ogimi.

De acidez extraordinária (é impossível tomar o suco se não for diluído antes em água), o sabor da shikuwasa está entre o de um limão e o de uma tangerina, com a qual se parece externamente.

A shikuwasa tem uma grande quantidade de *nobiletina*, que é um flavonoide com alto poder antioxidante.

Qualquer tipo de cítrico — pomelos, laranjas, limões — contém nobiletina, mas as shikuwasas de Okinawa têm uma concentração de nobiletina quarenta vezes maior que as laranjas. Foi comprovado que o consumo dessa substância ajuda a proteger contra arterioesclerose, câncer, diabetes tipo 2 e obesidade em geral.

Tem, além disso, vitaminas C e B1, caroteno e minerais. É usada em todo tipo de prato tradicional para adicionar sabor à comida e também é ingerida em forma de suco. Enquanto realizávamos nosso estudo, no dia do aniversário dos idosos, foi servido bolo de shikuwasa.

O CÂNONE DOS ANTIOXIDANTES PARA OCIDENTAIS

Em 2010, o jornal *Daily Mirror* publicou uma lista de alimentos recomendados pelos especialistas para retardar o envelhecimento. Entre eles, encontravam-se:

- *Verduras:* pela alta concentração de água e minerais, além de fibra. Por exemplo, acelga e brócolis.
- *Peixe azul:* pelo alto teor de antioxidantes em sua gordura. Por exemplo, o salmão, a cavala, o atum e a sardinha.
- *Frutas:* são uma grande fonte de vitaminas e ajudam a eliminar toxinas. Não podem faltar os cítricos, os morangos ou os damascos.
- *Frutas vermelhas:* têm uma grande quantidade de antioxidantes fotoquímicos. Por exemplo, mirtilos e goji berries.
- *Frutos secos:* contêm antioxidantes e vitaminas e fornecem energia.
- *Cereais:* dão energia e contêm minerais. Por exemplo, aveia e trigo.
- *Azeite de oliva:* pelo efeito antioxidante, que se reflete na pele.

- *Vinho tinto:* com moderação, pela alta capacidade antioxidante e vasodilatadora.
- Seguir essa dieta de forma habitual ajudará a nos fazer sentir mais jovens e a retardar o envelhecimento prematuro do nosso organismo.

NOTA: os alimentos que devem ser eliminados são as farinhas e os açúcares refinados, a confeitaria industrializada e os alimentos pré-cozidos, assim como o leite de vaca e seus derivados.

VIII

MOVER-SE DE FORMA SUAVE É VIVER MAIS

Exercícios do Oriente
que favorecem
a saúde e a
longevidade

Estudos feitos nas zonas azuis indicam que os que mais vivem não são aqueles que praticam mais esporte, e sim os que se movimentam mais.

Quando visitamos Ogimi, o povoado mais longevo do mundo, descobrimos que mesmo as pessoas com mais de oitenta ou noventa anos são muito ativas. Não ficam sentadas em casa olhando a janela e lendo o jornal. Os habitantes de Ogimi caminham muito, dirigem e vão ao karaokê comunitário, levantam-se de manhã cedo e, assim que terminam de tomar o café, seguem para a horta a fim de arrancar ervas daninhas com as mãos. Não praticam nenhum esporte, mas não deixam de se movimentar ao realizar suas rotinas diárias.

TÃO SIMPLES QUANTO SE LEVANTAR DA CADEIRA

"O metabolismo se torna 90% mais lento depois que passamos trinta minutos sentados. As enzimas que levam as gorduras das artérias para os músculos reduzem sua atividade.

Depois de duas horas sentados, o colesterol bom do sangue tem uma queda de 20%. Basta nos levantarmos por cinco minutos para que tudo volte à normalidade. Levantar-se da cadeira é muito simples, é quase estúpido não fazer isso", declarou Gavin Bradley,[1] em entrevista ao *Washington Post*.[2] Bradley é um dos maiores especialistas no assunto e diretor de uma associação internacional dedicada à conscientização sobre os malefícios de ficar o tempo todo sentado.

Pode ser difícil mover-se de forma natural e saudável no dia a dia quando se vive na cidade, mas é possível recorrer a exercícios que, há muito séculos, já demonstraram seus benefícios para o organismo.

As disciplinas orientais para equilibrar alma, corpo e mente entraram na moda no Ocidente, mas em seus países de origem vêm sendo usadas há milênios para propiciar mais saúde.

A ioga — de origem indiana, mas muito popular no Japão — e as disciplinas chinesas do tai chi o do qigong, entre outras modalidades, buscam criar harmonia entre o corpo e a mente, permitindo que a pessoa enfrente a vida com integridade, alegria e serenidade.

São considerados, com chancela da ciência, elixires da juventude.

Esses exercícios suaves beneficiam profundamente a saúde e são indicados em especial para as pessoas mais velhas, que têm mais dificuldade para se manter em forma.

Foi comprovado que, entre outras coisas, o tai chi ajuda a aliviar a osteoporose, retardar o mal de Parkinson e promover a boa circulação sanguínea, além de melhorar a flexibilidade e a tonificação musculares. Os benefícios emocionais não são menos importantes, já que o tai chi é um bom recurso contra o estresse e a depressão.

Praticar uma disciplina oriental ajuda a prolongar a vida, como demonstram os centenários japoneses.

Mais adiante, conheceremos alguns desses métodos que favorecem a saúde e a longevidade, mas, como aperitivo, vejamos um exercício puramente japonês para começar o dia.

RÁDIO TAISSÔ

Esse tipo de exercício de aquecimento matinal é praticado desde antes da Segunda Guerra Mundial. A palavra "rádio" se deve ao fato de que as instruções de cada exercício costumavam ser transmitidas por esse meio de comunicação.

Hoje em dia, as pessoas costumam praticar os exercícios pela manhã, sintonizando o canal de televisão que os emite.

Um dos principais objetivos de praticar o rádio taissô é reforçar o espírito de cooperação e unidade entre todos os participantes.

Pratica-se sempre em grupo, em geral nas escolas antes do início das aulas e nas empresas antes do início do expediente.

Um dos pontos em comum que encontramos em quase todos os entrevistados de Ogimi é a prática do rádio taissô, a maioria pela manhã. Até na casa de saúde que visitamos, alguns idosos já prostrados em cadeiras de roda também dedicavam cinco minutos a esses exercícios.

Quando praticados em grupo, costumam ser feitos com a ajuda de alto-falantes em pistas esportivas ou em grandes salas.

Podem ser executados em cinco ou dez minutos, dependendo se o praticante faz toda a sequência ou apenas parte dela. Os movimentos se concentram em alongamentos e em trabalhar a mobilidade das articulações. Um dos mais conhecidos consiste apenas em erguer os braços acima da cabeça e em seguida baixá-los fazendo um movimento circular.

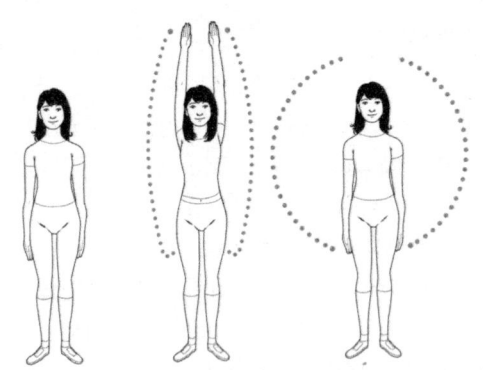

Versão simples de exercícios de rádio taissô (5 minutos)

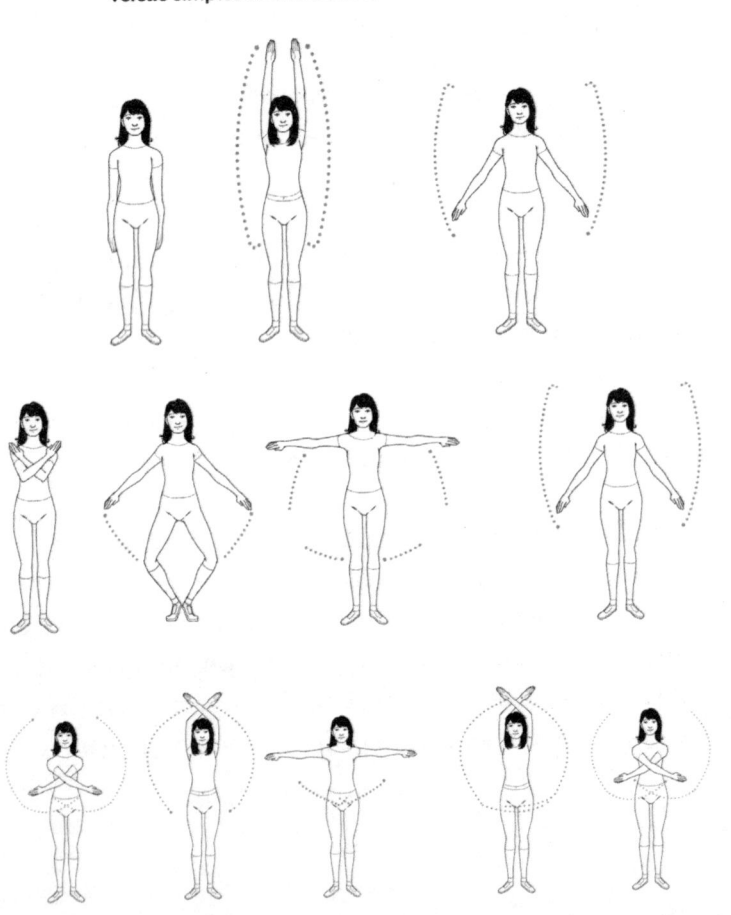

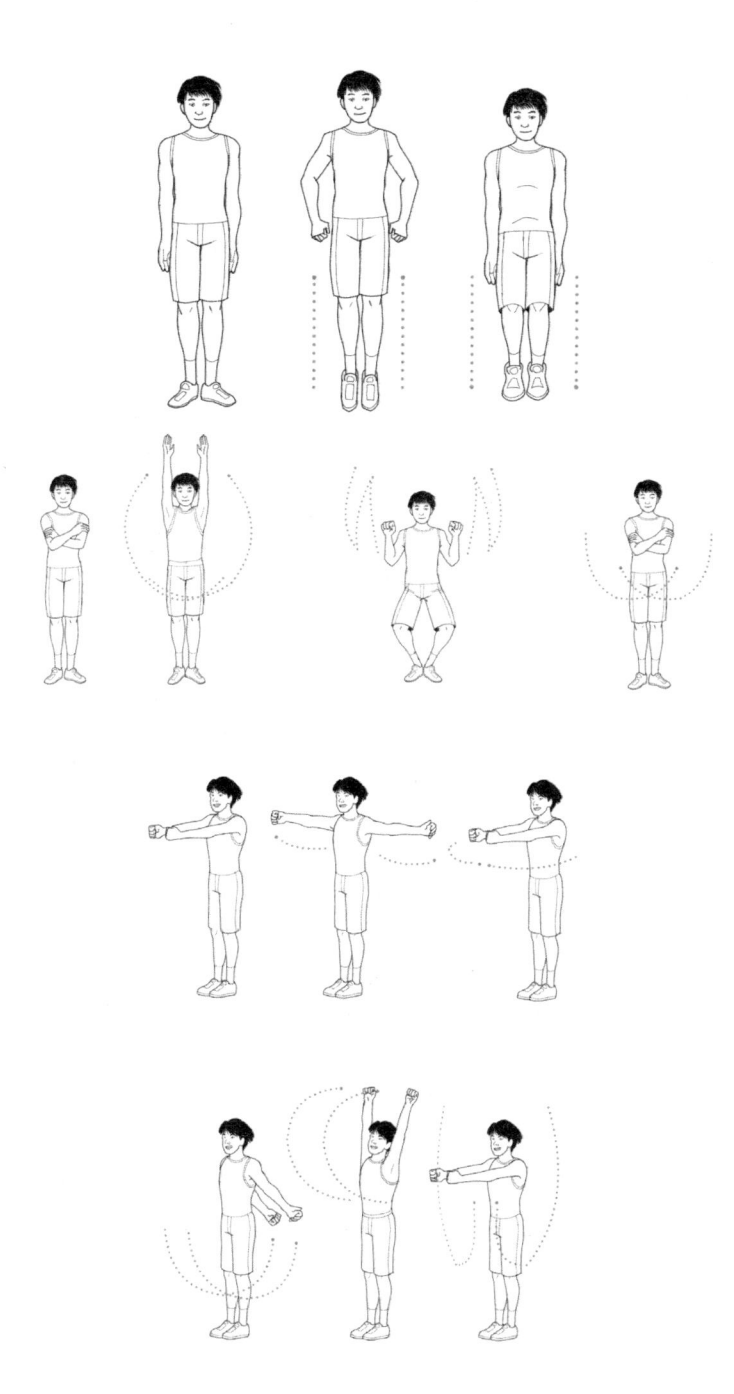

Ikigai

153

IOGA

Disseminada tanto no Japão quanto no Ocidente, a ioga pode ser praticada por quase todas as pessoas. Alguns de seus movimentos foram adaptados para pessoas com deficiências e mulheres grávidas.

A ioga vem da Índia, onde se desenvolveu há milênios com o objetivo de proporcionar a comunhão entre os elementos físicos e mentais do ser humano. A própria palavra sânscrita *yoga* deriva da raiz "yuj", que significa "controlar", "unir", "jungir". Da mesma forma, a prática busca pôr corpo e mente em harmonia para levar a pessoa a caminhar em direção a uma vida saudável e em sintonia com o que a rodeia.

Portanto, os principais objetivos da ioga são:

- A comunhão com a nossa natureza humana.
- A purificação mental e física.
- A aproximação do divino.

Tipos de ioga

Embora todos busquem objetivos semelhantes, existem diversos tipos de ioga segundo a tradição e os textos a partir dos quais essa disciplina foi desenvolvida. As diferenças estão basicamente, como dizem os mestres, no caminho escolhido para se alcançar o auge da perfeição.

- *Jnana Yoga:* a ioga do conhecimento, que busca disciplina e crescimento mental.
- *Karma Yoga:* concentra-se na ação, nas tarefas e nas obrigações que podem ser realizadas a fim de servir a si mesmo e à comunidade.

- *Bhakti Yoga:* a ioga da devoção e da entrega ao divino.
- *Mantra Yoga:* concentra-se na recitação de mantras para alcançar um estado de relaxamento mental.
- *Kundalini Yoga:* inclui diversos passos combinados para chegar ao estado desejado.
- *Raja Yoga:* conhecida como o Caminho Real, engloba diversos passos para a comunhão total com si mesmo e com os demais.
- *Hatha Yoga:* a mais disseminada no Ocidente e no Japão, caracteriza-se pelas *ásanas*, posturas por meio das quais se busca o equilíbrio.

COMO REALIZAR A SAUDAÇÃO AO SOL

Um dos exercícios mais emblemáticos da Hatha Yoga é a Saudação ao Sol. Para realizá-lo, basta seguir estes doze passos básicos:

1. Junte os pés e erga o corpo. Deixe-o reto, mas sem tensão. Expire.
2. Una as palmas das mãos e, mantendo a posição, erga os braços acima da cabeça. Arqueie um pouco o corpo para trás enquanto inspira.
3. Expire e se incline para a frente até tocar o chão com as palmas das mãos, mantendo os joelhos estendidos.
4. Leve uma das pernas para trás e estique-a a fim de tocar o chão com a ponta dos dedos. Inspire.

5. Leve a outra perna para trás e mantenha braços e pernas esticados enquanto prende a respiração.
6. Ao expirar, dobre os braços e leve o peito até o chão e para a frente, apoiando os joelhos no chão.
7. Estique os braços e arqueie a coluna para trás, mantendo a metade inferior do corpo colada ao chão. Inspire.
8. Apoie as mãos e os pés no chão e erga o quadril até estar com pernas e braços esticados, formando um V invertido. Expire durante o processo.
9. Leve para a frente a mesma perna que antes havia esticado e flexione-a até que seu joelho e seu pé estejam alinhados abaixo de sua cabeça e entre as mãos. Inspire.
10. Erga-se mantendo as mãos no chão, como na posição 3. Expire.
11. Levante os braços acima da cabeça com as palmas das mãos unidas e arqueie as costas como na posição 2 enquanto inspira.
12. Baixe os braços até a posição inicial, da montanha, enquanto expira.

Assim terá saudado o sol, preparando-se para um dia fabuloso.

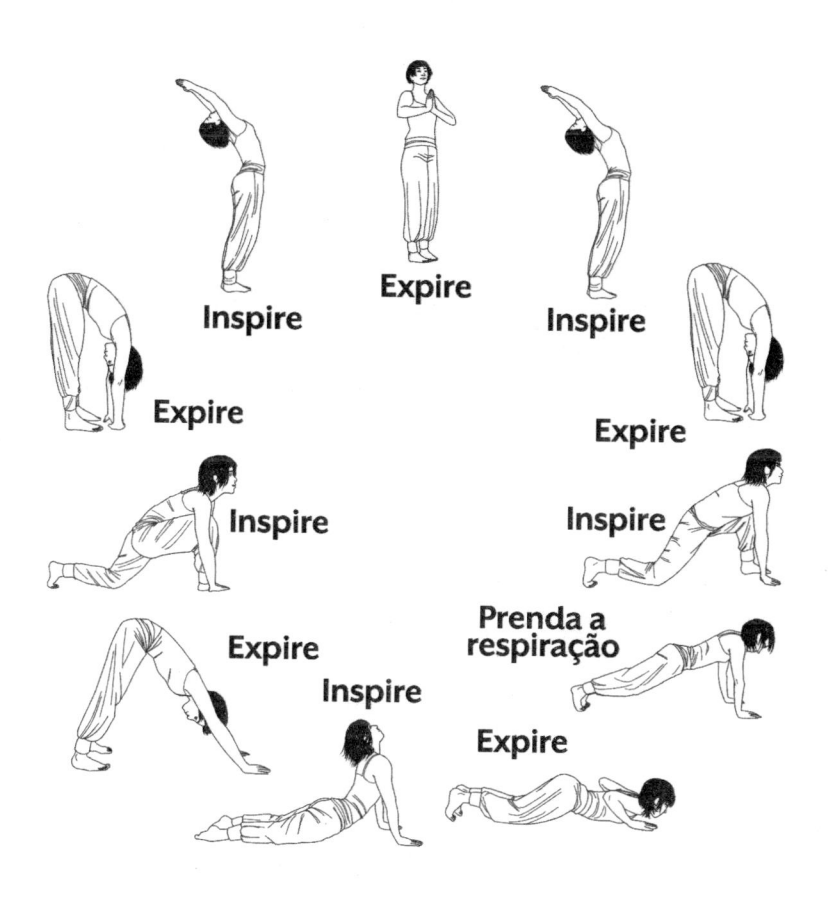

TAI CHI

Também chamado de *tai chi chuan,* é uma arte marcial chinesa muito popular no Japão, cujas primeiras escolas se basearam no budismo e no confucionismo centenas de anos atrás.

De acordo com a tradição chinesa, seu criador foi Chan San-Feng, mestre taoista e praticante de artes marciais, embora Yang Lu Chan tenha sido quem o difundiu pelo resto do mundo no século XIX.

O tai chi era uma arte marcial *neijia*, interna, ou seja, que buscava a superação pessoal. Sua finalidade era a autodefesa, vencer o adversário empregando o mínimo de força possível e enfatizando a agilidade.

Mais tarde, o tai chi, que também era considerado um meio para curar o corpo e a mente, se converteu em uma técnica para promover a saúde e a paz interior. O governo chinês o popularizou para incentivar os cidadãos a fazerem exercícios, e ele perdeu a reputação de arte marcial para se tornar uma fonte de saúde e bem-estar.

Tipos de tai chi

Existem diversas escolas e tipos de prática do tai chi, entre os quais historicamente se destacam os seguintes:

- *Tipo Chen:* caracteriza-se por alternar movimentos lentos com outros explosivos.
- *Tipo Yang:* com movimentos lentos e fluidos, é o mais conhecido.
- *Tipo Wu:* emprega movimentos breves, muito lentos e precisos.
- *Tipo Hao:* os movimentos externos são quase microscópicos, porque o foco está nos internos. É uma das formas menos praticadas do tai chi, até mesmo na China.

Seja qual for o estilo escolhido, todos compartilham dos seguintes objetivos:

1. Controlar o movimento com a quietude.
2. Superar a força com a delicadeza.

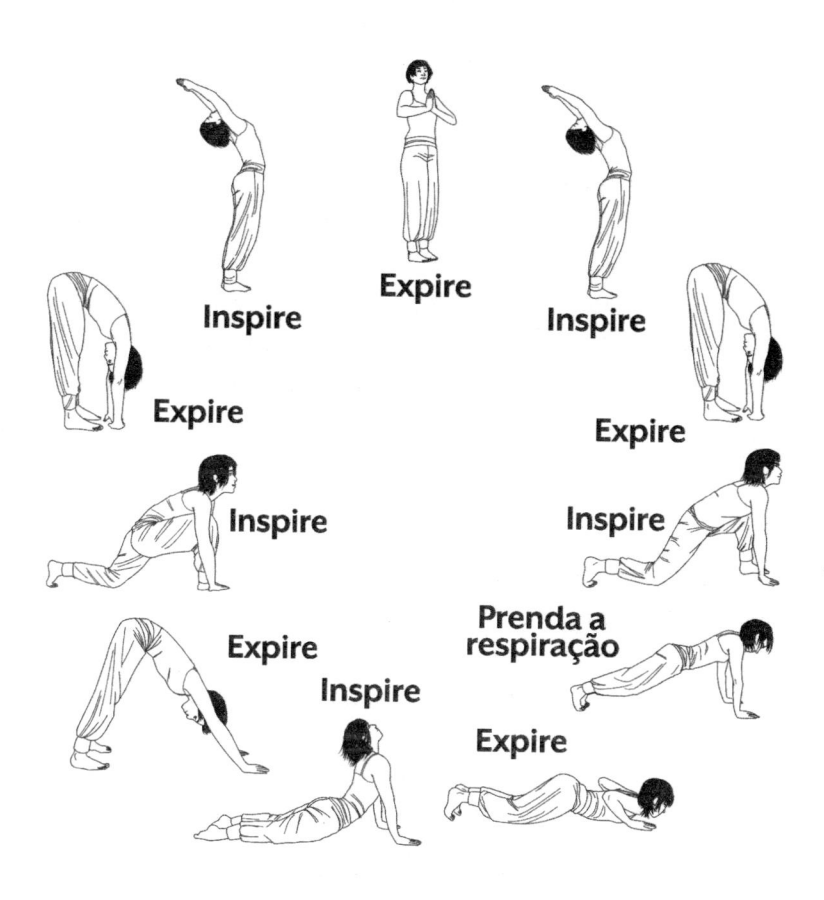

TAI CHI

Também chamado de *tai chi chuan*, é uma arte marcial chinesa muito popular no Japão, cujas primeiras escolas se basearam no budismo e no confucionismo centenas de anos atrás.

De acordo com a tradição chinesa, seu criador foi Chan San-Feng, mestre taoista e praticante de artes marciais, embora Yang Lu Chan tenha sido quem o difundiu pelo resto do mundo no século XIX.

O tai chi era uma arte marcial *neijia*, interna, ou seja, que buscava a superação pessoal. Sua finalidade era a autodefesa, vencer o adversário empregando o mínimo de força possível e enfatizando a agilidade.

Mais tarde, o tai chi, que também era considerado um meio para curar o corpo e a mente, se converteu em uma técnica para promover a saúde e a paz interior. O governo chinês o popularizou para incentivar os cidadãos a fazerem exercícios, e ele perdeu a reputação de arte marcial para se tornar uma fonte de saúde e bem-estar.

Tipos de tai chi

Existem diversas escolas e tipos de prática do tai chi, entre os quais historicamente se destacam os seguintes:

- *Tipo Chen:* caracteriza-se por alternar movimentos lentos com outros explosivos.
- *Tipo Yang:* com movimentos lentos e fluidos, é o mais conhecido.
- *Tipo Wu:* emprega movimentos breves, muito lentos e precisos.
- *Tipo Hao:* os movimentos externos são quase microscópicos, porque o foco está nos internos. É uma das formas menos praticadas do tai chi, até mesmo na China.

Seja qual for o estilo escolhido, todos compartilham dos seguintes objetivos:

1. Controlar o movimento com a quietude.
2. Superar a força com a delicadeza.

3. Mover-se depois, mas chegar primeiro.
4. Conhecer a si mesmo e ao oponente.

Dez princípios básicos para praticar tai chi

Segundo o mestre Yang Cheng-Fu, existem dez princípios básicos para a prática correta do tai chi. São eles:

1. Cabeça alta, com a energia concentrada nela.
2. Peito contraído e costas esticadas, tornando os ossos dos membros inferiores leves.
3. Cintura relaxada para que guie todo o corpo.
4. Diferenciar entre pesado e leve, para identificar onde recai o peso do corpo.
5. Ombros relaxados, para que a força flua e os cotovelos estejam livres.
6. Priorizar a criatividade da mente sobre a força do corpo.
7. União da parte superior com a inferior do corpo, para que atuem juntas.
8. Comunhão do interno com o externo, deixando mente, corpo e respiração sincronizados.
9. Concatenação dos movimentos sem interrupções para que sejam fluidos e harmoniosos.
10. Busca da calma dentro do movimento. A ação do corpo leva ao relaxamento da mente.

Imitando nuvens

Um dos exercícios fluidos mais famosos do tai chi consiste em representar as nuvens com o exercício chamado "Mover as mãos como nuvens".

Siga o passo a passo:

1. Estenda os braços para a frente, com as palmas voltadas para baixo.
2. Gire as mãos para dentro, como se abraçasse uma árvore.
3. Abra os braços para os lados.
4. Leve o braço direito para cima e para o centro e o esquerdo para baixo e para o centro.
5. Desenhe uma bola imaginária na frente do corpo.
6. Gire a mão direita na direção do rosto.
7. Ponha o peso do corpo sobre o pé direito e gire o corpo sem tirar os pés do chão para esse lado enquanto acompanha o movimento da mão com os olhos.
8. Mude a posição das mãos, levando a direita até a cintura e a esquerda até a frente do rosto.
9. Passe o peso do corpo para o pé esquerdo.
10. Gire para o lado esquerdo, olhando o tempo todo para a mão esquerda erguida.
11. Repita os movimentos de forma fluida, trocando o peso do corpo sobre cada pé ao mudar a posição das mãos.
12. Volte a esticar os braços diante do corpo e baixe-os devagar para voltar à posição inicial.

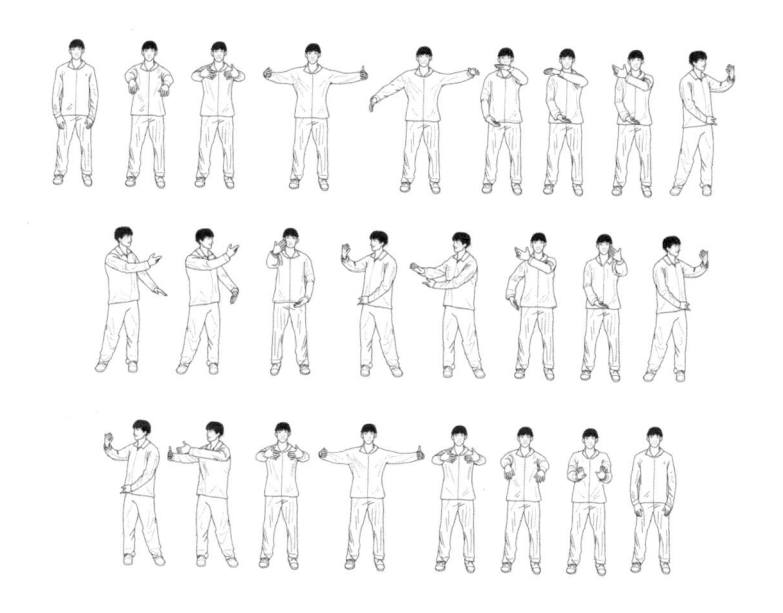

QIGONG

Também conhecido como *chi kung*, deriva de *qi*, energia vital, e *gong*, trabalho. O objetivo é trabalhar com a força vital do organismo. Embora seja de certa forma moderna, em especial o termo que a denomina hoje em dia, a arte do qigong tem origem nas antigas *Dao Yin*, as artes orientais destinadas a melhorar o bem-estar mental e a saúde física.

A técnica surgiu em diversos tratados sobre treinamento e artes marciais no início do século XX e, na década de 1930, passou a ser adotada em hospitais, como demonstra o livro *El método de tratamiento con Qigong para la tuberculosis* [O método de tratamento qigong para a tuberculose], de Dong Hao. Mais tarde, o governo chinês começou a popularizá-lo, como ocorreu com o tai chi.

O qigong é praticado por meio de exercícios físicos, estáticos ou dinâmicos, que estimulam a respiração. Existem diversos estilos dessa disciplina, mas em todos eles se busca reforçar a energia vital existente e regenerá-la. Ainda que os movimentos em geral sejam suaves, o trabalho é intenso.

Benefícios do qigong

De acordo com diversos estudos científicos, o qigong, assim como o tai chi e a ioga, tem numerosos efeitos sobre a saúde.

Em seu artigo "Aplicações médicas do qigong", Sancier destaca os seguintes efeitos entre outros comprovados:[3]

- Modificações nas ondas cerebrais.
- Melhora do equilíbrio de hormônios sexuais.
- Menor incidência de mortes por infarto.
- Melhora da pressão arterial nos pacientes hipertensos.
- Reforço da densidade óssea.
- Melhora da circulação sanguínea.
- Retardamento dos sintomas associados à senilidade.
- Maior eficácia e equilíbrio entre as funções do corpo.
- Maior irrigação cerebral e comunicação mente-corpo.
- Aumento da força da função cardíaca.
- Atenuação dos efeitos secundários dos tratamentos contra o câncer.

Praticar essas artes não apenas ajuda a conservar a boa forma física, mas também permite manter o organismo saudável e aumentar o tempo de vida por meio de uma saúde melhor e ativa.

Métodos para praticar o qigong

Para praticar o qigong de forma correta, é preciso levar em consideração que a energia vital flui por todo o organismo. Para isso, é necessário saber regular todas as suas partes:

1. *Tyau Shenn (Regular o corpo):* para adquirir uma postura correta, é importante estar bem enraizado ao chão.
2. *Tyau Shyi (Regular a respiração):* até que esteja calma, suave e cheia de paz.
3. *Tyau Hsin (Regular a mente):* a mais complicada, já que implica deter os pensamentos.
4. *Tyau Chi (Regular a energia vital):* por meio da regulação das três anteriores, ela vai fluir de forma natural.
5. *Tyau Shen (Regular o espírito):* para manter o tom, já que "o espírito é a força e a raiz na batalha", como escreve Yang Jwing-Ming em *The Essence of Taiji Qigong* [A essência do tai chi qigong].[4]

Dessa forma, o organismo estará preparado para atuar com o mesmo objetivo e de forma coordenada.

Praticar os cinco elementos do qigong

Um dos exercícios mais conhecidos do qigong é o que concatena a representação dos cinco elementos: terra, água, madeira, metal e fogo. Essa série de movimentos busca equilibrar os cinco fluxos de energia para melhorar a função da mente e dos órgãos.

Há diversas formas de praticá-los. Neste exemplo, seguiremos os exercícios da professora Maria Isabel García Monreal, do Instituto Qigong Chikung de Barcelona:

TERRA

1. Afaste as pernas até que os pés estejam alinhados aos ombros.
2. Gire um pouco as pontas dos pés para fora a fim de consolidar a postura.
3. Mantenha os ombros relaxados, os braços caídos e um pouco afastados do corpo (postura de *Wu qi*, ou enraizar-se).
4. Enquanto inspira, levante os braços até deixar as mãos na altura dos ombros, com as palmas voltadas para baixo.
5. Expire enquanto flexiona os joelhos e baixe os braços até que as mãos estejam na altura do abdômen com as palmas viradas para dentro.
6. Mantenha a postura por alguns segundos, concentrando-se na respiração.

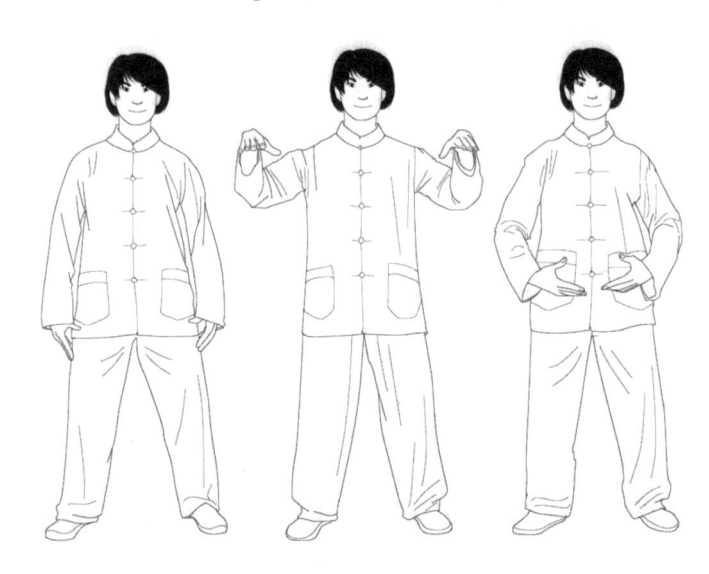

ÁGUA

1. Partindo da postura Terra, flexione os joelhos para se agachar, mantendo o tronco reto. Expire durante o processo.
2. Empurre o cóccix para baixo a fim de alongar a região lombar.
3. Inspirando, erga-se outra vez até voltar à postura da Terra.
4. Repita três vezes o exercício.

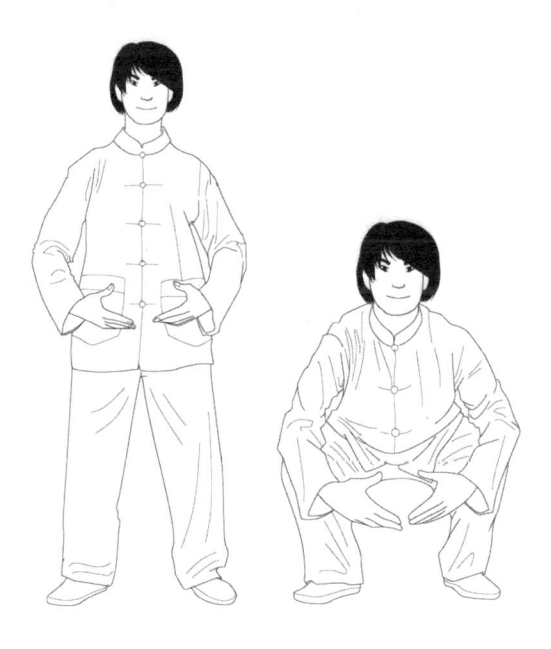

MADEIRA

1. Partindo da postura Terra e enquanto inspira, gire as palmas para cima e abra os braços para os lados em um círculo, até que as mãos estejam na frente das clavículas. Gire-as de forma que as palmas e os cotovelos fiquem virados para baixo, mantendo os ombros relaxados.
2. Desfaça o movimento enquanto expira, desenhando até embaixo um círculo com os braços e voltando à posição inicial.
3. Repita três vezes.

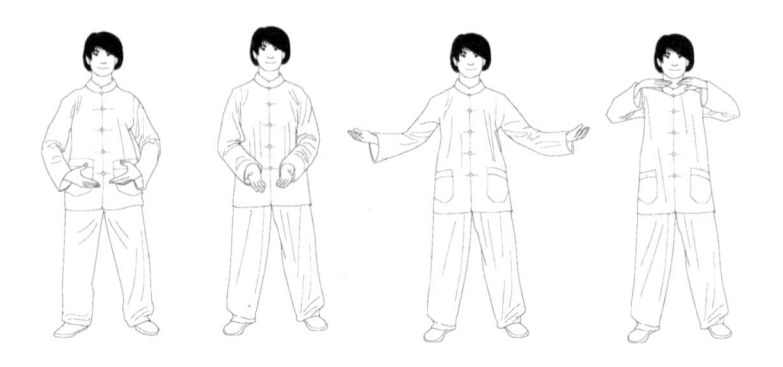

METAL

1. Partindo da postura Terra, erga os braços até que as mãos estejam na altura do esterno.
2. Posicione as palmas uma de frente para a outra, mantendo uma distância de dez centímetros entre elas, com os dedos relaxados e um pouco separados.
3. Enquanto inspira, afaste as mãos até alinhá-las aos ombros.
4. Expirando, volte a aproximar as mãos até que estejam de volta à posição 2.
5. Repita três vezes, notando como a energia se condensa a cada vez que as mãos se unem em frente aos pulmões.

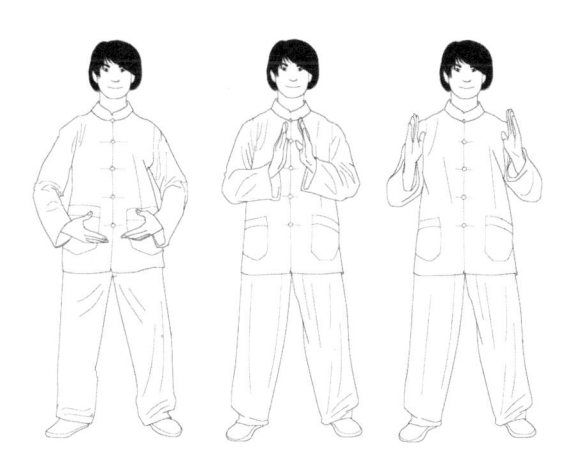

FOGO

1. Da postura Terra e enquanto inspira, erga as mãos até a altura do coração, mantendo uma um pouco acima da outra com as palmas voltadas para o centro.
2. Faça um movimento giratório com as mãos e sinta a energia do coração.
3. Gire de leve o corpo para a esquerda enquanto mantém os cotovelos paralelos ao chão.
4. Afaste as mãos com as palmas ainda voltadas uma para a outra, levando a que está em cima até a altura do ombro e a que está embaixo até a do abdômen.
5. Expirando, reúna outra vez as mãos em frente ao coração.

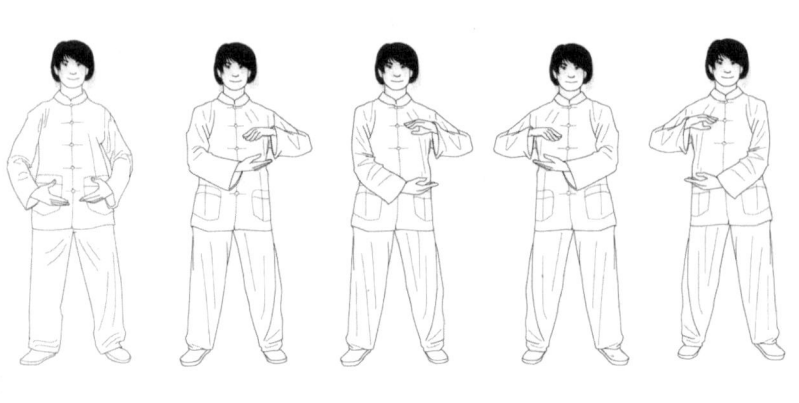

CONCLUSÃO DA SÉRIE

1. Da postura Terra e inspirando, volte a erguer as mãos até a altura dos ombros com as palmas voltadas para baixo.
2. Enquanto expira, baixe os braços até relaxá-los junto ao corpo e volte à posição inicial de Wu qi.

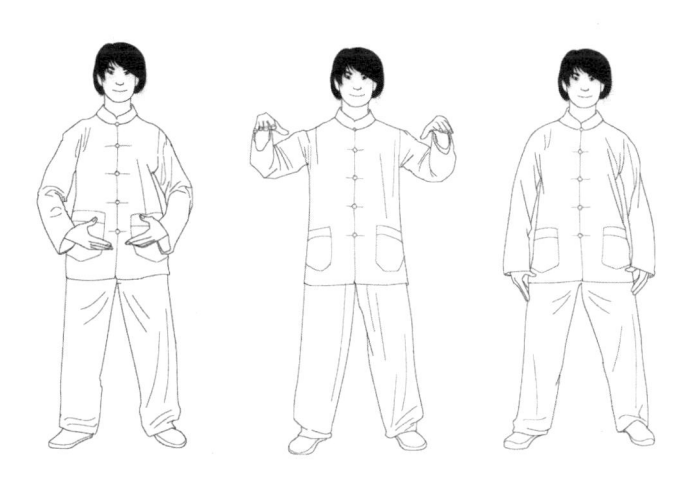

SHIATSU

Originário do Japão e criado no início do século XX sobretudo para o tratamento da artrite, tem como foco também o trabalho das energias por meio da pressão, em especial pela imposição dos polegares e das palmas das mãos.

Combinado com alongamentos e exercícios de respiração, o shiatsu busca criar o equilíbrio entre os diferentes elementos do corpo.

"Não importa se o Daoyin (exercício para manter a saúde) tem um nome, imita algo ou está gravado em jade. O que importa é a técnica e a essência do que realmente se está praticando. Esticar e contrair, inclinar e levantar a cabeça, dar passos, deitar-se, descansar ou estar de pé, caminhar ou andar devagar, gritar ou respirar... tudo pode ser um Daoyin."

GeHong[5]

RESPIRAR MELHOR PARA VIVER MAIS

O livro *Xiuzhen shishu*, conhecido no Ocidente como *Ten Books on the Cultivation of Perfection* [Os dez livros para cultivar a perfeição], data do século XIII e é um compêndio de materiais de diversas origens para desenvolver a mente e o corpo.

Cita, entre outros, Sun Simiao, um célebre médico e ensaísta chinês do século VI.

Conhecedor das tradições do Oriente, Sun Simiao nos dá pistas para viver bem de acordo com as estações do ano:

"Na primavera, respire *xu* para ter clareza visual, e a madeira pode ajudar seu fígado.
No verão, tome o *he* para que coração e fogo fiquem em paz.
No outono, respire *si* para estabilizar o corpo e reúna metal, mantendo os pulmões úmidos.
Para os rins, depois, respire *chui* e observe sua água interior se acalmar.
Nas quatro estações faça respirações profundas para que o baço possa processar os alimentos.
E, é claro, evite expirar ruidosamente, não deixando nem que seus próprios ouvidos o ouçam.
A prática é excelente e o ajudará a preservar seu elixir divino."

IX

RESILIÊNCIA E WABI-SABI

Como enfrentar
os problemas e as
transformações da
vida sem envelhecer
por causa do estresse
e da ansiedade

O QUE É A RESILIÊNCIA?

Uma das características comuns a todos aqueles que têm um ikigai bem claro é que sua paixão persiste, aconteça o que acontecer. Mesmo quando a vida lhes apresenta um revés, quando tudo se torna obstáculo, eles nunca se rendem. Continuam lutando, não importa o que aconteça.

Estamos falando de resiliência, um conceito que se popularizou na psicologia ao longo das últimas décadas.

A resiliência não é apenas a capacidade de ser perseverante e seguir lutando em qualquer circunstância. Como veremos neste capítulo, também é uma atitude que podemos cultivar para nos manter concentrados no que importa na vida, e não no que é urgente, sem deixar que as emoções negativas nos dominem.

Na última seção, apresentaremos técnicas para ir além da resiliência e promover a *antifragilidade.*

Cedo ou tarde, todos teremos que enfrentar momentos difíceis, e a forma como lidamos com eles pode significar uma grande diferença em nossa qualidade de vida. Treinar a mente, o corpo e nosso estado emocional resiliente é fundamental para enfrentarmos os contratempos da vida.

> "Nanakorobi yaoki, 七転び八起き,"
> "Se cair sete vezes, levante-se oito."
>
> Ditado Japonês

A resiliência é nossa habilidade de enfrentar contratempos. Quanto mais resilientes formos, mais fácil será se levantar e recuperar o sentido da vida.

O resiliente sabe se manter concentrado em seus objetivos, no que importa, sem se deixar levar pelo desânimo. Sua força vem da flexibilidade, de saber se adaptar às mudanças e aos golpes do destino. Concentra-se nas questões sobre as quais tem controle, sem se preocupar com aquilo que não pode controlar.

Como na célebre oração de Reinhold Niebuhr:

Concedei-nos, Senhor,
a serenidade necessária para aceitar
as coisas que não podemos modificar,
coragem para mudar aquelas
que podemos e sabedoria para distinguir
umas das outras.

ESTOICISMO E BUDISMO PARA A RESILIÊNCIA EMOCIONAL

Sidarta Gautama (Buda) era o príncipe de Kapilavastu e nasceu rodeado de luxo em um palácio. Aos dezesseis anos, casou-se e teve um filho.

A riqueza da família não satisfez Sidarta, que, aos 29 anos, decidiu experimentar um estilo de vida diferente e fugiu do palácio para viver como asceta. Mas o ascetismo tampouco funcionou. Não alcançou a felicidade e o bem-estar que buscava. Nem a riqueza nem o ascetismo extremo funcionaram. Ele se deu conta de que uma pessoa sábia não deve ignorar os prazeres. Pode viver com eles, mas deve se manter o tempo inteiro consciente de quanto é fácil ser escravizado por eles.

Zenão de Cítio começou sua educação na escola dos cínicos. Eles praticavam um estilo de vida ascético, deixando de lado todo tipo de prazer terreno. Viviam nas ruas, e a única coisa que possuíam era a roupa do corpo.

Vendo que o cinismo não lhe trazia bem-estar, Zenão o abandonou e fundou a escola dos estoicos. Sua filosofia começou admitindo que não há nada de mau em aproveitar os prazeres da vida, desde que eles não nos controlem. Temos, portanto, que estar sempre preparados para a perda de qualquer prazer.

O objetivo não é eliminar toda emoção e todo prazer de nossas vidas (cinismo), mas sim nos livrar apenas das emoções negativas.

Desde a sua fundação, um dos objetivos tanto do budismo quanto do estoicismo é o controle de prazeres, desejos e emoções. Embora as duas filosofias sejam muito diferentes entre si, elas têm como objetivo comum reduzir nosso ego e controlar as emoções negativas.

No fundo, tanto o estoicismo quanto o budismo são metodologias para "praticar o bem-estar".

Segundo o estoicismo, nossos desejos e prazeres não são o problema. Podemos desfrutar deles desde que não sejamos dominados. Para os estoicos, aqueles que conseguiam controlar suas emoções eram pessoas virtuosas.

QUAL É A PIOR COISA QUE PODE ACONTECER?

Quando conseguimos o trabalho dos nossos sonhos, depois de um tempo queremos mudar para outro melhor. Se ganhamos na loteria e compramos um bom carro, depois de um tempo, talvez queiramos um veleiro. Quando enfim conseguimos conquistar o homem ou a mulher que desejávamos, de repente sentimos curiosidade por outra pessoa.

Os humanos podem ser insaciáveis.

Para os estoicos, esse tipo de desejo e ambição não é digno de ser perseguido. O objetivo da pessoa virtuosa é a tranquilidade (*apatheia*): um estado sem emoções negativas, como ansiedade, medo, pena, vaidade, enfado, e repleto de emoções positivas, como alegria, amor, serenidade e gratidão.

A fim de manter uma mente virtuosa, os estoicos praticavam algo parecido com a "visualização negativa": imaginavam "a pior coisa que poderia acontecer" para, assim, estarem preparados em caso de certos privilégios e prazeres desaparecerem de sua vida.

Para *praticar a visualização negativa*, temos que contemplar eventos negativos, mas sem nos preocupar com eles.

Sêneca, um dos homens mais ricos da Roma antiga, levou uma vida com todo tipo de luxo, mas era um estoico praticante. Recomendava a prática da reflexão e da visualização negativa todas as noites antes de dormir. E não apenas visualizava situações negativas, mas as colocava em prática, por exemplo, ao viver por uma semana sem a ajuda de criados e sem beber e comer como uma pessoa rica. Assim era capaz de responder à pergunta: qual é a pior coisa que pode acontecer?

MEDITAR PARA SANAR AS EMOÇÕES

Além da visualização e de não se deixar levar pelas emoções negativas, outro fundamento do estoicismo é *ter consciência do que está sob nosso controle e do que não está*, como vimos na oração da serenidade de Reinhold Niebuhr.

Não adianta nada nos preocuparmos com coisas que estão fora do nosso controle. Devemos distinguir claramente o que podemos e o que não podemos controlar, para, dessa maneira, aprender a não nos deixar levar pelas emoções negativas.

"O que perturba a mente dos homens não são os fatos, mas o julgamento que fazemos sobre eles", dizia Epiteto.[1]

Os zen-budistas utilizam a meditação para se conscientizar de suas emoções e seus desejos e, assim, se libertar deles. O zen-budismo não consiste apenas em deixar a mente em branco, mas em observar pensamentos e emoções conforme eles vão surgindo, sem se deixar afetar por eles. Dessa forma, treinamos a mente a não se permitir levar pela ira, pela inveja, pelo ressentimento...

Um dos mantras mais usados no budismo — "Om mani padme hūm" — consiste no controle das emoções negativas, no qual *Om* é a generosidade que purifica o ego, *Ma* é a ética que purifica a inveja, *Ni* é a paciência que purifica as paixões e os desejos, *Pad* é a diligência que purifica os preconceitos, *Me* é a renúncia que purifica a cobiça e *Hūm* é a sabedoria que purifica o ódio.

O AGORA É A IMPERMANÊNCIA DAS COISAS

Outro segredo para cultivar a resiliência é saber em que tempo viver. Tanto o budismo quanto o estoicismo nos lembram de que a única coisa que existe e que está sob nosso controle é o presente. Não devemos nos preocupar com o passado ou o futuro e deixar de apreciar as coisas como elas são neste momento, no agora.

"Estamos aqui e agora; o único momento em que estamos vivos é o presente", disse Thich Nhat Hanh.

Além do "agora", os estoicos recomendam contemplar a impermanência das coisas que nos rodeiam.

O imperador Marco Aurélio dizia que "as coisas que amamos são como as folhas de uma árvore: podem cair a qualquer momento que o vento bata". Também afirmava que "a mudança no que nos rodeia não é algo acidental, faz parte da essência do Universo", um pensamento muito budista, de fato.

Precisamos estar conscientes de que tudo o que temos e todas as pessoas que amamos desaparecerão em algum momento. Isso é algo que devemos ter em mente, mas sem nos tornarmos pessimistas. Ter consciência da impermanência das coisas não deve nos entristecer, mas sim nos estimular a amar o presente e os que estão à nossa volta.

"Todas as coisas humanas têm uma vida curta e perecerão", dizia Sêneca.[2]

A natureza transitória, efêmera e impermanente do mundo é o cerne de qualquer disciplina budista. Manter isso sempre em mente nos ajuda a não padecer demais quando sofremos alguma perda.

WABI-SABI E ICHI-GO ICHI-E

O *wabi-sabi* é um conceito japonês que ensina a beleza da natureza perecível, mutável e imperfeita de tudo o que nos rodeia. Em vez de buscar a beleza na perfeição, devemos procurá-la no que é imperfeito, incompleto.

Essa é a razão pela qual um japonês valoriza uma xícara de formato irregular, atravessada no meio por uma rachadura.

Apenas o que é imperfeito, efêmero e incompleto tem verdadeira beleza, uma vez que, assim, se assemelha à natureza.

Um conceito japonês complementar seria o *Ichigo ichie*, que pode ser traduzido como "este momento existe apenas agora e não voltará a acontecer". É usado sobretudo em reuniões de pessoas para lembrar que cada encontro — com amigos, família ou desconhecidos — é único e não se repetirá. Por isso devemos desfrutar do momento sem nos deixar levar pelas preocupações do passado ou do futuro.

O conceito de Ichigo ichie é muito utilizado durante a cerimônia do chá, na meditação zen e nas artes marciais japonesas. Todas essas práticas têm como fio condutor o momento presente.

Na Europa, estamos acostumados à imutabilidade de catedrais e edifícios de pedra. Às vezes, temos a sensação de que nada muda e nos esquecemos da passagem do tempo. A arquitetura greco-romana ama a simetria, as linhas perfeitas e delimitadas, fachadas imponentes, edifícios e estátuas de deuses que transcendem a passagem dos séculos.

A arquitetura japonesa, ao contrário, não tenta ser imponente nem pretende ser perfeita, pois segue o espírito do wabi-sabi. A tradicional construção em madeira assume que deixará de existir no futuro e que precisará das gerações futuras para ser reconstruída. A cultura japonesa aceita a natureza perecível do ser humano e de tudo o que criamos.

No Japão, há milênios o templo de Ise[3] é reconstruído a cada vinte anos. O importante não é que o edifício permaneça de pé durante muito tempo, mas que as tradições e os costumes sejam mantidos. Isso, sim, pode transcender a passagem do tempo ainda mais do que os edifícios construídos pelos seres humanos.

O segredo é "aceitar" que há certas coisas sobre as quais não temos controle, como a passagem do tempo ou a natureza efêmera do que nos rodeia.

O Ichigo ichie nos ensina a viver no presente e a desfrutar de cada momento único que a vida nos proporciona. Para isso, vale a pena descobrir e seguir o próprio ikigai.

O wabi-sabi nos ensina a apreciar a beleza do imperfeito como oportunidade de crescimento.

ANTIFRAGILIDADE ALÉM DA RESILIÊNCIA

Reza a lenda que, quando Hércules enfrentou a Hidra de Lerna pela primeira vez, ficou desesperado ao ver que, ao cortar uma de suas cabeças, outras duas cresciam. Nunca poderia matá-la se ela se tornava cada vez mais forte ao receber um golpe.

O ensaísta de origem libanesa Nicholas Taleb explica em seu livro *Antifrágil: coisas que se beneficiam com o caos*[4] que usamos a palavra "fragilidade" para designar coisas, pessoas ou organizações que se debilitam ao ser feridas, e as palavras "robustez" e "resiliência" para designar aquilo que aguenta golpes sem se abater, mas não há uma palavra, em nenhum idioma, para se referir *ao que se fortalece ao ser ferido* (até certo ponto).

Para falar do poder da Hidra de Lerna, daquilo que se torna mais forte ao receber um golpe, Nicholas Taleb propõe a palavra *antifragilidade*.

Por trás dessa ideia está o célebre aforismo de Nietzsche: "O que não nos mata, nos fortalece."

Catástrofes ou eventos fora do normal são bons exemplos para explicar fenômenos de antifragilidade. Em 2011, um tsunami na região de Tohoku provocou um estrago enorme em dezenas de povoados e cidades da costa. Infelizmente, muita gente morreu e aldeias inteiras desapareceram.

Ao visitar a costa afetada, dois anos após a catástrofe, depois de dirigir por muitos quilômetros de estradas com crateras e passar diante de vários postos de gasolina vazios, atravessamos diversos povoados fantasmas com ruas tomadas por casas em ruínas, carros amontoados e estações de trem abandonadas. Esses povoados são lugares *frágeis* e esquecidos pelo governo, que não puderam se recuperar.

Outras cidades, como Ishinomaki ou Kesennuma, foram muito devastadas, mas, graças à ajuda de muitas pessoas, conseguiram ser reconstruídas em alguns anos. Ishinomaki e Kesennuma demonstraram sua *robustez* e capacidade de voltar à normalidade depois da catástrofe.

O terremoto também afetou a central nuclear de Fukushima. Nesse caso, os engenheiros da TEPCO não estavam preparados para receber um golpe e se recuperar rápido. A central de Fukushima, contudo, segue em estado de emergência e permanecerá assim ao longo de várias décadas. Ela demonstrou sua grande *fragilidade* diante de um evento de proporções desconhecidas.

Minutos depois do terremoto de março de 2011, as bolsas de valores japonesas fecharam. Que tipo de empresa gerou mais movimento nos minutos após o terremoto e durante as semanas seguintes? As grandes construtoras. Elas não pararam de subir na bolsa desde 2011, uma vez que reconstruir toda a costa de Tohoku trouxe um grande benefício para esse tipo de companhia. Nesse caso, as construtoras japonesas são *antifrágeis*, já que foram muito beneficiadas pela catástrofe.

Vejamos agora como podemos aplicar esse conceito à nossa vida cotidiana. Como podemos ser mais antifrágeis?

Passo 1:
acrescentar redundâncias à nossa vida

Em vez de contar com um único salário, busque uma forma de ganhar dinheiro com seus hobbies, em outros trabalhos ou montando seu próprio negócio. Se você tem apenas uma fonte de renda, é possível que fique sem nada se a empresa em que trabalha passar por problemas ou entrar em crise, deixando-lhe em uma posição de *fragilidade*. No entanto, se você tiver várias opções, caso perca seu emprego, pode ser que acabe dedicando mais tempo ao seu negócio secundário, até mesmo ganhando mais dinheiro. Sairá vencedor de uma situação de "azar"! Será, então, antifrágil.

Cem por cento dos anciãos que entrevistamos em Ogimi tinham uma ocupação principal e outra secundária. A maioria deles mantinha uma horta para vender verdura no mercado local como trabalho secundário.

O mesmo se aplica no âmbito dos amigos e dos interesses pessoais. Trata-se, como diz o ditado, de "não colocar todos os ovos na mesma cesta".

No universo das relações amorosas, há pessoas que se concentram apenas em seu par e fazem dele seu mundo. Para elas, se a relação acaba, tudo é perdido, ao passo que aqueles que cultivaram boas amizades e uma vida rica terão mais facilidade para seguir em frente após a catástrofe. Serão *antifrágeis*.

Pode ser que, neste momento, você esteja pensando: "Não preciso de nada além de um salário e de um trabalho, e sou feliz com meus amigos de sempre. Para que acrescentar mais coisas?" Nas palavras de Taleb: "Pode parecer uma perda de tempo, porque normalmente nada fora do normal acontece. Mas, no fim, sempre acontece algo fora do normal, é questão de tempo."

Passo 2:
agir de maneira cautelosa em certas áreas
e correr vários pequenos riscos em outras

O mercado financeiro é muito útil para explicar esse conceito. Se você economizou 10 mil reais, pode pôr 9 mil em um fundo indexado ou mesmo guardá-lo por um prazo fixo e investir os outros mil em dez empresas jovens com grande potencial de crescimento, 100 reais em cada uma.

Um possível cenário é que três das empresas quebrem (você perderia 300 reais), outras três percam valor de mercado (você perderia mais 100 ou 200 reais), três ganhem valor (você ganharia 100 ou 200 reais) e uma das empresas cresça dez vezes ou mais (você ganharia 900 reais ou mais).

Se fizer os cálculos, verá que ganhará dinheiro mesmo que três das empresas quebrem. Você se beneficiou ao ser ferido, como a Hidra.

O segredo para adquirir antifragilidade é assumir pequenos riscos que podem nos trazer grandes benefícios, sem nos expor a grandes perigos capazes de nos afundar, como investir 10 mil reais em um fundo de investimento duvidoso visto em um anúncio de jornal.

Passo 3:
eliminar as coisas que nos tornam frágeis

Vamos usar a via negativa para este exercício. Faça-se a seguinte pergunta: o que o torna frágil? Há coisas, pessoas e hábitos que provocam perdas e nos tornam vulneráveis. Quais são eles?

Quando listamos as resoluções de Ano-Novo, damos ênfase a acrescentar desafios à vida. Ter esse tipo de objetivo é bom, mas propor outros "de eliminação" causa muito mais impacto.

Por exemplo:

- Deixar de consumir *snacks* entre as refeições.
- Comer doces apenas um dia por semana.
- Quitar aos poucos todas as dívidas.
- Não conviver com pessoas tóxicas.
- Não perder tempo fazendo coisas de que não gosta apenas por obrigação.
- Não dedicar mais de vinte minutos por dia ao Facebook.

Para construir um estilo de vida resiliente, não devemos temer as adversidades, porque todas elas carregam um potencial de crescimento. Se adotarmos uma postura de antifragilidade, encontraremos uma maneira de nos fortalecer a cada golpe, melhorando nosso estilo de vida e mantendo o foco em nosso ikigai.

Receber golpes pode ser considerado uma desgraça ou uma "experiência" a ser aplicada em todas as áreas da vida, corrigindo-se sempre e traçando objetivos maiores.

A vida é pura imperfeição, como reza o wabi-sabi, e a passagem do tempo nos mostra que tudo é efêmero, mas se você tiver um ikigai definido, cada momento abrigará tantas possibilidades quanto o infinito.

Epílogo

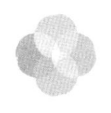

IKIGAI, UMA ARTE DE VIVER

Mitsuo Aida foi um dos calígrafos e escritores de haicai mais importantes do século XX no Japão. Mais um exemplo de um japonês que dedicou a vida a um ikigai muito concreto: comunicar emoções por meio de poemas de dezessete sílabas feitos em pincel de shodo (caligrafia japonesa).

Muitos de seus haicais filosofam sobre a importância do agora e da passagem do tempo.

Por exemplo, o haicai de Mitsuo Aida abaixo poderia ser traduzido como: "Neste momento, a única coisa que existe é a minha vida e a sua vida."

いまここにしかないわた
しのいのちあなたのいのち

No próximo, Aida apenas escreve "Agora, aqui". É uma obra de arte que deseja evocar na pessoa que a contempla sentimentos de *mono no aware* (a melancolia do efêmero).

いまここ

O que veremos a seguir está relacionado a um dos segredos do ikigai para a vida cotidiana: "A felicidade sempre é decidida pelo seu coração."

しあわせはいつも自分の心がきれる

Este último haicai de Mitsuo Aida significa: "Siga assim, não mude de caminho."

そのままでいいがな

Uma vez que tenha encontrado seu próprio ikigai, trate de segui-lo e alimentá-lo todos os dias para dar sentido à sua existência. No momento em que você dota a sua vida de significado, a tarefa mais rotineira se converte em um feliz fluir, como o calígrafo diante de sua tela ou o cozinheiro que, meio século depois, continua preparando com amor o sushi para seus comensais.

DEZ LEIS DO *IKIGAI*

Terminaremos esta viagem com dez leis extraídas da sabedoria dos anciãos de Ogimi:

1. *Mantenha-se sempre ativo, nunca se aposente.* Quem abandona aquilo que ama e sabe fazer perde o sentido da vida. Por isso, mesmo após o término da jornada laboral "oficial", é importante continuar realizando coisas de valor, avançando, proporcionando beleza ou utilidade aos demais, ajudando e moldando nosso pequeno mundo.

2. *Tenha calma.* A pressa é inversamente proporcional à qualidade de vida. Como diz o ditado: "Devagar se vai longe." Quando deixamos a urgência para trás, o tempo e a vida adquirem um novo significado.
3. *Não coma até se encher.* Para uma vida longa, "menos é mais" também vale na alimentação. Segundo a lei dos 80%, para preservar a saúde por muito tempo, é preciso comer um pouco menos do que a fome que sentimos, em vez de nos entupir.
4. *Rodeie-se de bons amigos.* Eles são o melhor elixir para dissolver as preocupações, seja por meio de uma boa conversa, seja ao trocar anedotas que tornam a existência mais leve, pedir conselhos, divertir-se junto, compartilhar, sonhar... Resumindo, viver.
5. *Coloque-se em forma para o próximo aniversário.* A água se move, flui fresca e não para. Do mesmo modo, seu veículo para a vida precisa de um pouco de manutenção diária a fim de que dure muitos anos. Além do mais, exercícios físicos produzem os hormônios da felicidade.
6. *Sorria.* Uma atitude afável atrai amigos e relaxa a própria pessoa. Não é errado perceber as coisas que vão mal, mas não se pode esquecer o privilégio de estar aqui e agora neste mundo cheio de possibilidades.
7. *Reconecte-se com a natureza.* Ainda que a maioria das pessoas viva em cidades, fomos feitos para nos fundir com a natureza. Precisamos voltar regularmente a ela para recarregar as baterias da alma.
8. *Agradeça.* A seus antepassados, à natureza que lhe provê ar e alimento, a seus companheiros de vida, a

tudo o que ilumina sua rotina e faz você se sentir feliz por estar vivo. Dedique um momento do dia para agradecer e terá abundância de felicidade.
9. *Viva o momento*. Pare de se lamentar pelo passado e de temer o futuro. Tudo o que você tem é o dia de hoje. Faça o melhor uso possível dele para que mereça ser lembrado.
10. *Siga seu ikigai*. Dentro de você há uma paixão, um talento único que dá sentido a seus dias e o estimula a dar o melhor de si até o fim. Se ainda não sabe qual é o seu ikigai, como diria Viktor Frankl, sua próxima missão é encontrá-lo.

Nós, autores deste livro, desejamos a você uma vida longa, feliz e repleta de sentido.

Obrigado por estar aqui,

Héctor García & Francesc Miralles

Notas

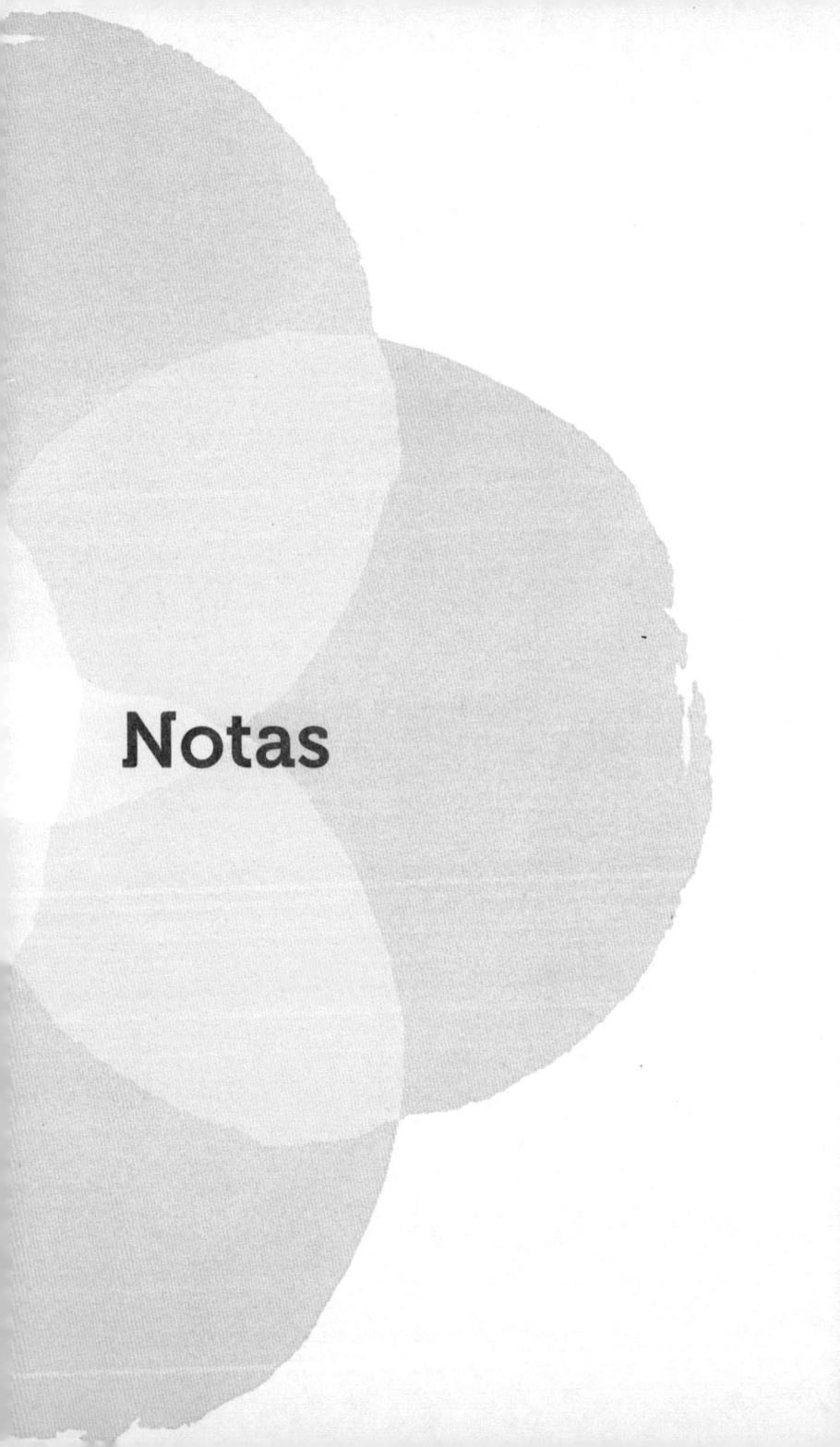

I. FILOSOFIA IKIGAI

1. Dan Buettner. *The Blue Zones: Lessons for Living Longer from the People Who've Lived the Longest*. As pessoas que vivem nas Zonas Azuis (Blue Zones) bebem álcool de maneira moderada e regularmente (com exceção dos adventistas). Bebedores moderados vivem mais do que pessoas abstêmias. O truque é beber de uma a duas taças por dia (de preferência o vinho Cannonau di Sardegna), com amigos e comida. E não, você não pode pular a semana e beber catorze drinks no sábado. Disponível em https://bluezones.com/2016/11/power-9/

II. SEGREDOS ANTIENVELHECIMENTO

1. Eduard Punset. Entrevista com Shlomo Breznitz para *Redes*, RTVE (Radio Televisión Española). Disponível em http://www.rtve.es/television/20101024/pon-forma--tu-cerebro/364676.shtml

2. Howard S. Friedman e Leslie R. Martin. *The Longevity Project: Surprising Discoveries for Health and Long Life from the Landmark Eight- Decade Study*. Plume, 2012.

III. MESTRES DA LONGEVIDADE

1. Emma Innes, "The secret to a long life? Sushi and sleep, according to the world's oldest woman", *Daily Mail*. Disponível em http://www.dailymail.co.uk/health/article-2572316/The-secret-long-life-Sushi-sleep-according-worlds-oldest-woman.html
2. "Muere a los 116 la mujer más longeva según Libro Guinness de los Récords", *El País*. Disponível em https://elpais.com/elpais/2006/08/28/actualidad/1156747730_850215.html
3. *Supercentenarians*. H. J. Gampe, B. Jeune, J. W. Vaupel, J.-M. Robine (Editores). Springer-Verlag, 2010.
4. David Batty, "World's oldest man dies at 114", *The Guardian*. Disponível em https://www.theguardian.com/world/2011/apr/15/world-oldest-man-dies-at-114
5. Ralph Blumenthal, "World's Oldest Man, Though Only Briefly, Dies at 111 in New York", *New York Times*. Disponível em https://www.nytimes.com/2014/06/09/nyregion/worlds-oldest-man-though-only-briefly-dies-at-111-in-new-york.html
6. Henry D. Smith. *Hokusai: One Hundred Views of Mt. Fuji*. George Braziller, Inc., 1988.
7. "Old Masters at the Top of Their Game", *New York Times Magazine*. Disponível em https://www.nytimes.com/interactive/2014/10/23/magazine/old-masters-at-top--of-their-game.html

8. Ibid.
9. Toshio Ban. *The Osamu Tezuka Story: A Life in Manga and Anime*. Stone Bridge Press, 2016.
10. Rosamund C. Barnett e Caryl Rivers. *The Age of Longevity: Re-Imagining Tomorrow for Our New Long Lives*. Rowman & Littlefield Publishers, 2016.
11. "Old Masters at the Top of Their Game", *New York Times Magazine*. Disponível em https://www.nytimes.com/interactive/2014/10/23/magazine/old-masters-at-top-of-their-game.html
12. Ibid.
13. Ibid.
14. Ibid.
15. Ibid.

IV. DA LOGOTERAPIA AO IKIGAI

1. Viktor E. Frankl, Richard Winston (tradutor), Clara Winston. *The Doctor and the Soul: From Psychotherapy to Logotherapy*. Vintage, 1986.
2. Viktor E. Frankl. *Em busca de sentido: um psicólogo no campo de concentração*. Editora Vozes, 2016.
3. Ibid.
4. Viktor E. Frankl. *The Will to Meaning: Foundations and Applications of Logotherapy*. Meridian/ Plume, 1988.
5. Shoma Morita. *Morita Therapy and the True Nature of Anxiety - Based Disorders*. State University of New York Press, 1998.
6. Thich Nhat Hanh. *The Miracle of Mindfulness: An Introduction to the Practice of Meditation*. Beacon Press, 1996.

7. Shoma Morita. *Morita Therapy and the True Nature of Anxiety – Based Disorders*. State University of New York Press, 1998.

V. FLUIR COM CADA TAREFA

1. "Crafting Fun User Experiences: A Method to Facilitate Flow— A Conversation with Owen Schaffer". Disponível em http://humanfactors.com/whitepapers/crafting_fun_ux.asp
2. Ernest Hemingway. *On Writing*. Scribner, 1984.
3. Bertrand Russell. *Unpopular* Routledge, 2009.
4. Albert Einstein. *The Collected Papers of Albert Einstein*, vol. 1. Princeton University Press, 1987.
5. Eyal Ophir, Clifford Nass e Anthony D. Wagner, "Cognitive Control in Media Multitaskers". Disponível em www.pnas.org/content/106/37/15583.full
6. Sara Thomée, Annika Härenstam e Mats Hagberg, "Mobile Phone Use and Stress, Sleep Disturbances, and Symptoms of Depression Among Young Adults— A Prospective Cohort Study". Disponível em https://www.ncbi.nlm.nih.gov/pmc/articles/PMC3042390/
7. Nobuyuki Hayashi. *Idainaru Kurieteabu Derekuta No Kiseki — Steve Jobs: The Greatest Creative Director*. Toì"kyoì":Asukiì", 2008 (em japonês).
8. Richard P. Feynman. *"What Do You Care What Other People Think?" : Further Adventures of a Curious Character*. W. W. Norton, 2001.

VI. INSPIRAÇÕES DOS CENTENÁRIOS

1. De forma resumida, Shinto significa "o caminho de kami". Em japonês, *kami* se refere aos espíritos ou fenômenos que coexistem com o homem na natureza.
2. Washington Burnap. *The Sphere and Duties of Woman: A Course of Lectures* (1848). Disponível em https://archive.org/details/spheredutiesofwo00burn

VII. A DIETA IKIGAI

1. Bradley J. Willcox, D. Craig Willcox e Makoto Suzuki. *The Okinawa Program: How the World's Longest-Lived People Achieve Everlasting Health—and How You Can Too*. Harmony, 2002.
2. Luigi Fontana, Edward P. Weiss, Dennis T. Villareal, Samuel Klein e John O. Holloszy. "Long- term Effects of Calorie or Protein Restriction on Serum IGF-1 and IGFBP-3 Concentration in Humans". Disponível em https://www.ncbi.nlm.nih.gov/pmc/articles/PMC2673798/
3. Edda Cava e Luigi Fontana. "Will Calorie Restriction Work in Humans?" Disponível em https://www.ncbi.nlm.nih.gov/pmc/articles/PMC3765579/
4. W. E. Bronner e G. R. Beecher. "Method for Determining the Content of Catechins in Tea Infusions by High-Performance Liquid Chromatography" Disponível em https://www.ncbi.nlm.nih.gov/pubmed/9618918

VIII. MOVER-SE DE FORMA SUAVE É VIVER MAIS

1. "Sitting Is the New Smoking", *Start Standing*. Disponível em http://www.startstanding.org/sitting-new-smoking/
2. Brigid Schulte, "Health Experts Have Figured Out How Much Time You Should Sit Each Day," Washington Post. Retrieved via https://www.washingtonpost.com/news/wonk/wp/2015/06/02/medical-researchers-have-figured-out-how-much-time-is-okay-to-spend-sitting-each-day/?utm_term=.8a21365eb0ce.
3. Kenneth M. Sancier, PhD, "Medical Applications of Qigong", *Alternative Therapies*, January 1996 (vol. 2, no. 1). Disponível em http://www.ichikung.com/pdf/MedicalApplicationsQigong.pdf
4. Yang Jwing- Ming. *The Essence of Taiji Qigong*. YMAA Publication Center, 1998.
5. Ge Hong (AD 284- 364). Disponível em https://pt.wikipedia.org/wiki/Ge_Hong

IX. RESILIÊNCIA E WABI-SABI

1. Epictetus. *Discourses and Selected Writings*. Penguin, 2008.
2. Sêneca. *Letters from a Stoic*. Penguin, 2015.
3. "Ise Shrine," *Encyclopaedia Britannica*. Disponível em https://www.britannica.com/topic/Ise-Shrine
4. Nassim Nicholas Taleb. *Antifrágil: coisas que se beneficiam com o caos*. Best Business, 2015.

Sugestões de leitura

Sugestões de leitura

GRANDES INSPIRAÇÕES PARA OS AUTORES DE IKIGAI:

Breznitz, Shlomo e Hemingway, Collins. *Maximum Brainpower: Challenging the Brain for Health and Wisdom*. Ballantine Books, 2012.

Buettner, Dan. *The Blue Zones: Lessons for Living Longer from the People Who've Lived the Longest*. Disponível em https://bluezones.com/2016/11/power-9/

Csikszentmihalyi, Mihaly. *Flow: The Psychology Optimal Experience*. Harper Perennial, 1990.

Frankl, Viktor E. *The Doctor and the Soul: Psychotherapy to Logotherapy*. Vintage, 1986.

_____. *Man's Search for Ultimate Meaning*. Basic Books, 2000.

_____. *The Will to Meaning: Foundations and Applications of Logotherapy*. Meridian/Plume, 1988.

Friedman, Howard S. e Leslie R. Martin. *The Longevity Project: Surprising Discoveries for Health and Long Life from the Landmark Eight-Decade Study*. Plume, 2012.

Morita, Shoma. *Morita Therapy and the True Nature of Anxiety — Based Disorders*. State University of New York Press, 1998.

Taleb, Nassim Nicholas. *A lógica do Cisne Negro: O impacto do altamente improvável*. Best Seller, 2015.

_____. *Antifrágil*. Best Business, 2015.

_____. *Fooled by Randomness*. Random House, 2012.

Willcox, Bradley J., D. Craig Willcox, e Makoto Suzuki. *The Okinawa Diet Plan: Get Leaner, Live Longer, and Never Feel Hungry*. Clarkson Potter, 2001.

intrinseca.com.br

@intrinseca

editoraintrinseca

@intrinseca

@editoraintrinseca

editoraintrinseca

2ª edição	OUTUBRO DE 2024
reimpressão	FEVEREIRO DE 2025
impressão	BARTIRA
papel de miolo	LUX CREAM 60 G/M²
papel de capa	CARTÃO SUPREMO ALTA ALVURA 250G/M
tipografia	LEITURA NEWS